中医原创
畅销书

精华典藏版

柴松岩妇科思辨经验录

主编◎滕秀香

中国科学技术出版社
·北京·

图书在版编目（CIP）数据

柴松岩妇科思辨经验录：精华典藏版 / 滕秀香主编. —北京：中国科学技术出版社，2019.5（2023.12 重印）

ISBN 978-7-5046-8287-1

Ⅰ.①柴… Ⅱ.①滕… Ⅲ.①中医妇科学—中医临床—经验—中国—现代 Ⅳ.① R271.1

中国版本图书馆 CIP 数据核字（2019）第 088492 号

策划编辑	焦健姿　王久红
责任编辑	王久红
装帧设计	华图文轩
责任校对	龚利霞
责任印制	李晓霖

出　　版	中国科学技术出版社
发　　行	中国科学技术出版社有限公司发行部
地　　址	北京市海淀区中关村南大街 16 号
邮　　编	100081
发行电话	010-62173865
传　　真	010-62179148
网　　址	http://www.cspbooks.com.cn

开　　本	710mm×1000mm　1/16
字　　数	209 千字
印　　张	23
版　　次	2019 年 5 月第 1 版
印　　次	2023 年 12 月第 3 次印刷
印　　刷	北京盛通印刷股份有限公司
书　　号	ISBN 978-7-5046-8287-1 /R · 2403
定　　价	68.00 元

（凡购买本社图书，如有缺页、倒页、脱页者，本社发行部负责调换）

编著者名单

主　审　柴松岩
主　编　滕秀香
副主编　张巨明　佟　庆

内容提要

柴松岩行医七十载，诊治病患无数，屡起沉疴。柴师以"柴松岩月经生理理论""肾之四最""二阳致病""妇人三论"等学说为代表，创建了一套完整、独到的中医妇科学术思想体系。临证遵循中医学"天人合一"的古训，因人、因地、应时、应个性化因素辨证，尤擅治女性闭经、不孕症，治则以顺应周期、调养阴血为特点，注重调整气机与恢复气化功能。组方灵活、选药广泛、性味平和、药少力专，在现代中医妇科界独树一帜。

本书选取柴师辨证治疗妇科疾病验案数十例，既有对柴师治疗成功经验的记载，亦有当疗效不如预期时，柴师对疾病的辨证思考及理法、方药之调整。医案记录力求还原柴师辨证、施治过程原貌，案末附按语及柴师经验掇菁，条分缕析柴师遣方用药之窍要，阐述柴师中医妇科学术思想及临床经验知识体系，体现具有鲜明柴师特色的中医妇科用药经验。本书内容是柴师毕生临证经验之精华，是广大中医师精研中医妇科的上佳读本。

国医大师柴松岩主要成就

柴松岩，女，1929年10月生，辽宁省辽阳市人，大学本科学历，首都医科大学附属北京中医医院主任医师、教授、博士研究生指导老师。

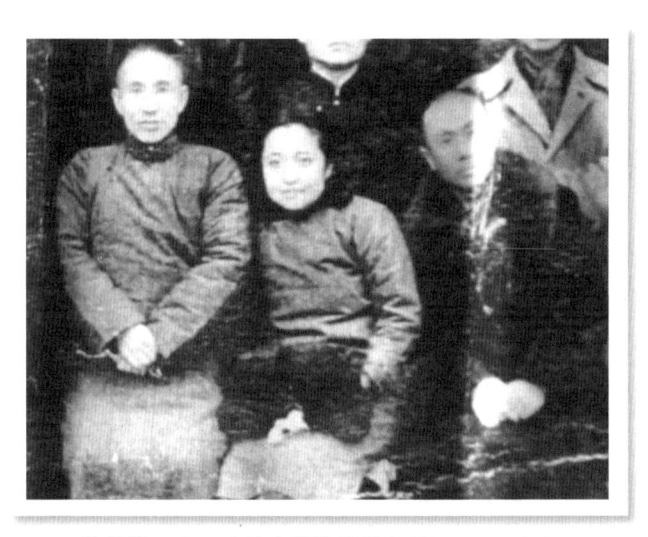

柴松岩（中）考取中医师资格旧照（1952年）

1948年拜师近代伤寒大师陈慎吾，1950年考取中医师资格，1952年就读于北京医学院，从事中医药工作70年，现90岁高龄仍坚持临床工作。1997年、2002年、2008年3次被评为全国老中医药专家学术经验继承工作指导老师；1990年、2003年2次被评为北京市老中医药专家学术经验继承工作指导老师；2009年，被北京中医药大学聘为第四批中医师承教育中医妇科学专业博士指导教师。近30年先后师带徒10人，5次获先进老中医药专家学术经验继承工作指导老师表彰。享有北京市卫生局"三八红旗手"、国务院有杰出贡献专家、北京中医药学会"从事中医药工作60年特殊贡献奖"、中华中医药学会"妇科名师"、北京市中医管理局"首都国医名师"、中国福利会"宋庆龄樟树奖"等社会荣誉。2017年获国家中医药管理局"国医大师"荣誉称号。

一生仁心行医

柴松岩以仁爱之心，视中医妇科为爱的事业，70年如一日，一直勤奋耕耘在临床第一线。精诚为医，患者遍布两岸三地及海外。众多近乎绝望的不孕症患者终得贵子，被患者誉为"送子观音""子孙奶奶""杏林凤凰"。现耄耋高龄，仍一周四诊不辍，年门诊量逾万人次。

学术自成一家

创建"柴松岩中医妇科学术思想及技术经验知识体系"以

"柴松岩月经生理理论""肾之四最""二阳致病""妇人三论"理论学说为核心；以顺应周期规律、顾护阴血津液、用药以柔克刚、调整气化功能、补肺启肾为临证思辨特点；以舌诊、脉诊经验为特色诊断技巧。是当代中医妇科学奠基者之一。

临证精于舌诊。从 20 世纪 50 年代起，即以舌象为诊断和用药的重要依据，近 40 年积累舌诊资料近 3000 余份，堪称为中医妇科舌诊第一人。

"柴松岩中医妇科学术思想及技术经验知识体系"，从临床实用出发，完整而自成逻辑，分别在女性月经生理理论、妇科中医病因病机理论、辨证思辨方法、舌诊脉诊认证技巧诸方面，充实、完善了现代中医妇科学理论，是对传统医学知识体系的创新。

心血凝成著述

出于对中医事业的执着与责任感，从 2015 年起，柴松岩总结梳理积累 70 年的经验，指导学生撰写《柴松岩中医妇科精粹丛书》。全套丛书十册，100 余万字，含柴松岩中医妇科学术思想概论，柴松岩临床用药经验，柴松岩舌诊经验，以及柴松岩辨证治疗多囊卵巢综合征、卵巢早衰、子宫内膜异位、不孕不育等疑难病验案分析等。已陆续出版发行。

攻坚难攀高峰

面对多囊卵巢综合征、卵巢早衰、子宫内膜异位症、小儿性早熟等世界性疑难病症，执着研究，不懈探索，度人青囊。擅治女性闭经病，注重"天人合一"理念，强调"三因制宜"；尤重阴血，调理气机，恢复气化，补肺启肾；组方灵活、选药广泛、性味平和、药少效宏。在现代中医妇科界自成一家。

创制妇科新药

注重中医妇科医学领域的科学研究与学术发展，学术观点涉及妇科多类常见病、疑难病。因经验源于实践，观点卓尔不群，在业内蔚为新风。柴松岩主持研发的"温肾调经颗粒""菊蝶洁坤泡腾片""内异痛经颗粒""葆宫止血颗粒"等妇科用药，获得多项发明专利，至今沿用于妇科临床，为医药产业发展做出贡献。

桃李遍布京华

柴松岩心怀宽广，重于传道；授徒无私，倾囊相传。持续30余年的师承工作，为国家带徒结业出师10位，成为中医妇科事业发展的骨干。

引领行业发展

柴松岩曾担任卫生部第二、三、四届药品审评委员会委员；北京中医药学会第七、八届理事会妇科专业学会主任委员等社会职务，对北京地区中医妇科行业发展，起到引领作用。柴松岩倡导服务社会，在临床科研育人之余，积极建言献策，年愈九旬仍向管理部门提交中医药事业的发展建议。

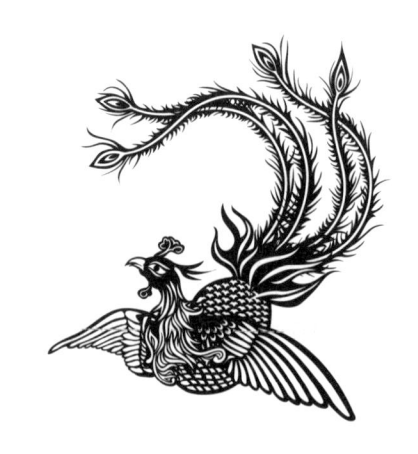

柴师序

《柴松岩妇科思辨经验录》一书，通过对余多年积累之代表性医案的个案分析，总结了余在早年至21世纪初期临证妇科病的经验体会，包括了余对病因病机的分析、临床辩证、立法等临证经验。

在中医妇科学的发展历史中，遵循中医学基础理论，从中医学对理法方药的认识出发，通过个案对妇科临床之常见病、

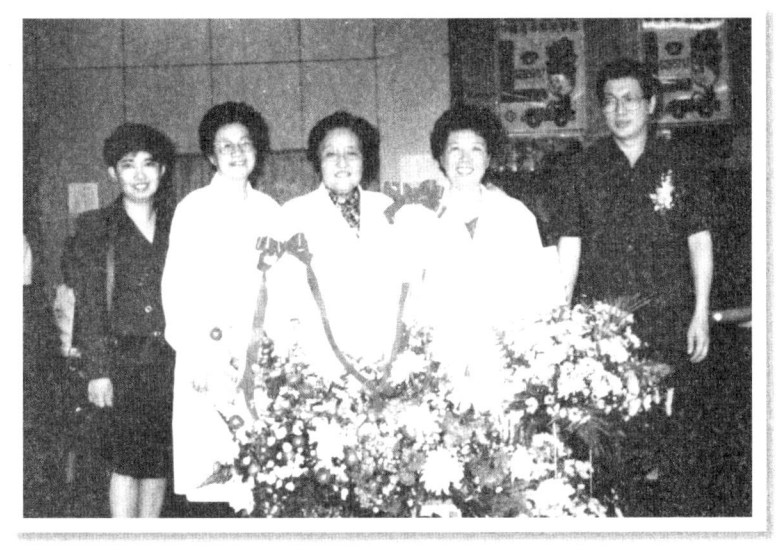

柴松岩（左三）在香港地区行医，传播中医文化

疑难病、罕见病的治疗经验加以分析、总结，古今以往，各历史阶段均有记载。本书着重反映了余在辨证治疗过程中的思辨方法，而思辨的最终结果是将传统中医辨证原则与现代医学检测手段有机融合，相互佐证，使古老、传统、深广的中医学，在现代更具科学性、客观性、真实性。

本书记载之病例，既总结了有效的临床治疗经验，也反映了治疗中之曲折与不足。期待能抛砖引玉，为同行读者今后充实、完善并发展中医妇科临床诊疗方法，提供可商榷的借鉴。

中医妇科亦要讲天人合一。随着社会经济和科学技术的发展，女性生理状态亦受到影响，疾病的表现或将因发生一定程度之改变而表现出与以往不同之规律。故而可以说，中医妇科是永远学不完的科学，中医妇科的发展永无止境，妇科临床工作者有永远做不完的医疗工作。不断从个案中找到疾病发生、发展的演变规律，提高临床治疗能力，实乃吾辈之社会责任，亦是总结和发扬中医妇科之所需。

然尽善尽美实乃余之理想，虽几经努力亦终难实现。本书乃一家之言，期望读者提出宝贵意见。

大医隐市享耄耋
代精华典藏版前言

转眼间，本书已发行数版并经多次印刷。接到策划编辑焦健姿老师的电话，告知本书将以精华典藏版之形式再版，柴师与笔者颇感欣慰。

传播的力量是巨大的。在本书初版发行后的日子里，柴师常在讲学、交流、出诊的场合中，遇同道就书中案例、观点求教；亦常遇素不相识的患者以书索骥，找到柴师寻医问药。在笔者看来，这大约可以理解为此书或已对业内人士有些许启迪，对患者亦有所帮助。

谈到个人的学术风格，柴师常说，我是临床实用派。缘于这种鲜明的实用风格烙印，柴氏中医妇科学术思想及临证经验方脱颖而出，柴师医案亦屡现"效如桴鼓，覆杯而愈"之效。而这，或也是本书得以多次再版的理由吧。其背后，是柴师一生对传统医学事业的孜孜追求。

时光荏苒，岁月已在柴师容貌、体态上刻下了痕迹，但柴师依旧健康、矍铄。有人索养生保健之秘诀，柴师笑曰："长寿的秘诀古人早已告诉我们，那就是'百病皆由气生'（《素问·举痛论》）。"是的，已年至九旬的柴师，显恬淡、豁达、祥和之态，遇喜、怒、悲、恐、惊，一切安然处之。除坚持一周数诊、带教学生，便是在家休息，已较少参加社会活动，过着大隐隐于市的安静生活。

对于荣誉，柴师说："医生这个职业就是为人治病。我不过看病的年头比别人长一些，'悟'出的东西多一点罢了。贡献是有的，但盛名之下，其实难副。感激国家的好政策，没有盛世，就不可能有我今天的作为。感恩前辈和同道，中医学每一个学术体系的形成，都是历代先贤经验的接力，是无数同仁知识的积累。我忐忑于荣誉，因为荣誉其实就是动力。我接受了这个动力，也有看病的长处，就要把应该做的事情都做个明白。医学的进取没有止境，永远会有治不完的新病出现。吾辈虽老矣，仍当尽心尽力，为社会、为后人做些事情。"

和普通人一样，柴师一生中也有喜有乐，有苦有悲。面对挫折与坎坷，晚年柴师的人生哲学是："我的一生满足于自己的职业，任何时候都不与人攀比，别无所求。""历史已成历史，就不要再去追究。遭遇不如意，我会自我调节，自我解脱，而进取、追求的勇气更大。""心地坦荡，怀仁义之心，不涉及别人的弱点，是我的处世之道。"

20世纪90年代以后，柴师开始带徒。柴师常常教诲学生："要做一个好医生，最重要的是先学会做人""一个好医生要甘于寂寞，但不能甘于平庸"。她以自己的人生格言——"尽我所能，为社会、为他人多做一点事情"与学生共勉。柴师常感慨于时代的不同，今天的学生是幸运的，他们有着可以自由发挥的成长环境，少了当年柴师求学时遇到的坎坷。只要努力，他们都可以在知识的海洋中尽情徜徉。"我既羡慕，又感欣慰。"柴师慨言。如今，受名师指引，柴师的学生们学有所成，逐渐成长为中医事业的中坚人物。

柴师喜听相声。在她的枕边放着录音机和一摞相声磁带，入睡前听上一小段。"相声给我带来欢乐。"伴随着笑声，柴师渐入梦乡，迎接新的明天。

柴师喜读武侠小说。金庸、梁羽生武侠世界的刀光剑影、弃恶扬善，令她忘返。"武侠故事看了大快人心，让我把看不惯的事情忘得一干二净。"曾几何时，柴师迷上了纪晓岚，一本《阅微草堂笔记》，几年中读了不下二十几遍。柴师的心境随书中故事跌宕，感言："在书里，虚幻与现实的界限被打破，人生的道理就在你看见的现实生活甚至神鬼仙怪的妄谈中演绎而出。"

谈到饮食,柴师如是说:"我没有'洋方',尽是'土方'。"随年龄增加,晚年柴师一日三餐较少食肉,亦不食辛辣。柴师说:"两千多年前孔子告诉我们'肉虽多,不使胜食气'(《论语·乡党篇》),就是提倡食肉不可过于食谷。油甘厚味滋腻,多食脾不运化,水湿内停,就有疾病发生的可能。阴血不足是女性大忌,辛辣之物伤阴,内外因结合,正常生理就可能转向病理。"

"我不用保健品,"柴师说,"调理阴阳、阴平阳秘,药食同源、寓医于食,审因施食、辨证用膳……老祖宗留下的教条,就是我的健康观、食疗观、膳食观。"

有人过中年者,常叹"气不足,事情做多了有力不从心之感……"柴师爽答:"睡觉啊。"顺四时节律,起居有常,"阳气尽则卧,阴气尽则寤"(《黄帝内经》),依然是在祖先那里找到了答案。

这就是晚年的柴师。热爱生活,有情有义,有着与常人一样的内心情怀,却秉持着古老且传统的中医养生之道。

再版之前,笔者再次通读全书,针对初版书中个别撰写不妥之处,做了修改、补充。

感谢读者对本书的厚爱!

感谢中国科学技术出版社!感谢他们在本书撰写、出版、发行过程中对笔者提供的帮助!

滕秀香

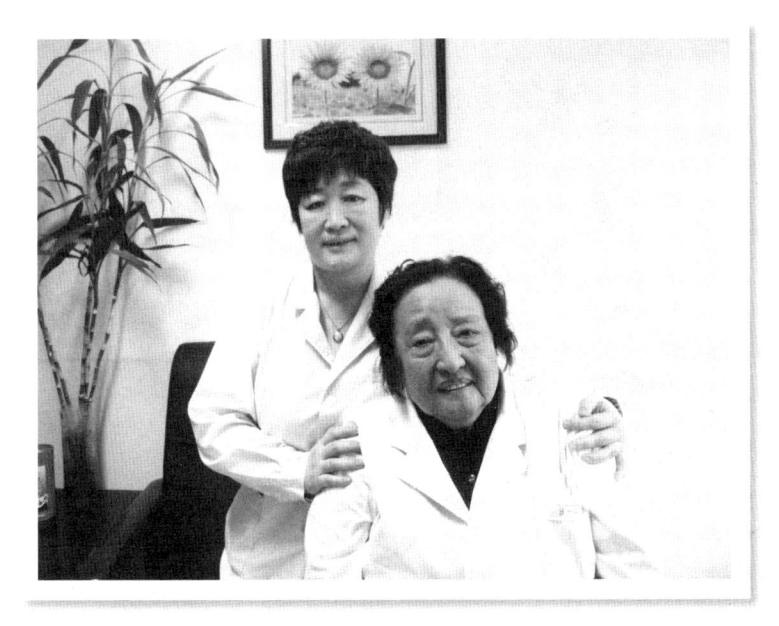

笔者侍柴师诊余留影

初版前言

柴松岩是国医大师。名家之所以成为名家，在于其极具个性的临证思辨过程。笔者以为，对名家较好的继承，关键在于领悟名家的思辨体系。缘此，本书之写作，较为注重将柴师在诊治具体病证时的思维方法尽可能予以展现，展示柴氏妇科临证思辨体系之精妙，期待能让读者更深刻地理解、掌握和运用柴氏经验。故本书定名《柴松岩妇科思辨经验录》。

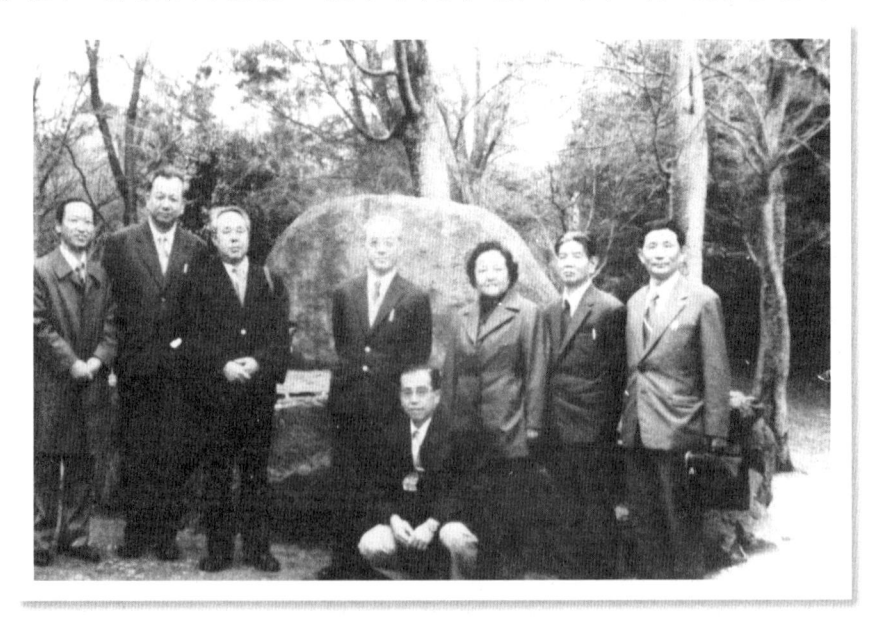

柴松岩（右三）在日本讲学

本书所载验案，涉及闭经、不孕症（如多囊卵巢综合征、卵巢早衰、不孕），以及崩漏、痛经、癥瘕、胎漏、滑胎、子肿、产后汗证、产后发热、恶露不绝、产后郁症、阴疮等多种妇科疾病。均据柴师多年积累的病历资料整理而成，并力求完整展现柴师辨证施治之全过程。

缘于女性的特殊生理，妇科疾病多有病程长、病情迁延反复的特点。大部分个案均以患者主诉、病史与现状、辨证、治法、病证分析［数次诊疗过程（刻下症、用药）］及按语的体例写成，以着意探究柴师辨证的思辨过程。每一诊疗过程后均附简单评述，记录上诊后症状之改善，组方功效及用药特点，后续治疗思辨方法的改变及新组方之由来。案后集中附按语，简要总结归纳柴师辨证施治具体思辨、用药特点展开。如此编撰，以窥柴师学术思想及临床经验之全貌。当然，窥"全貌"之说实为笔者之期待。柴师临证思想、经验之精深，蕴于其多年行医的每一具体个案诊疗过程之中，非笔者之才疏所能够完整体现。

本书编写过程中，得到柴师悉心指导，由柴师亲自审阅、修改，谨向柴师致敬！

首都医科大学附属北京中医医院　滕秀香

目 录

章一 柴师经验掇菁

柴松岩女性月经生理理论及"肾之四最"学说 …………2
1. 学说概述 …………………………………… 2
2. 临床应用 …………………………………… 6

柴松岩"二阳致病"学说 …………………… 8
1. 学说概述 …………………………………… 8
2. 阳明病变与月经生理 ……………………… 9
3. 临床应用 …………………………………… 11

柴松岩论"妇人三论"学说 ………………… 12
1. 柴松岩"妇人三论"学说之概述 ………… 13
2. 柴松岩"妇人三论"学说之临床应用 …… 15
   柴师由脉象判断血海充足与否之方法 ……………… 18

章二 月经病

闭经 ………………………………………………… 20

1. 原发闭经验案 …… 20
2. 多囊卵巢综合征致闭经验案 …… 31
3. 卵巢早衰致闭经验案四则 …… 67
4. 卵巢不敏感综合征致月经稀发验案 …… 95
5. 席汉综合征致闭经验案 …… 99
6. 减肥致闭经验案 …… 107
7. 人工流产致闭经验案 …… 125
8. 高泌乳素血症闭经验案 …… 133
9. 垂体泌乳素瘤致闭经验案 …… 148

崩漏 …… 151

1. 多囊卵巢综合征致崩漏验案 …… 151
2. 子宫内膜增殖症致崩漏验案 …… 160
3. 功能失调性子宫出血验案 …… 181

痛经 …… 186

1. 残角子宫致痛经验案 …… 186
2. 子宫内膜异位症致痛经验案 …… 194
3. 子宫腺肌症致痛经验案 …… 203

章三 妊娠病

1. 先兆早产验案 …… 212
2. 复发性自然流产验案 …… 217
3. 妊娠合并肾小球肾炎验案 …… 229
4. 羊水过多验案 …… 237

章四 产后病

1. 产后汗出验案 ……………………………… 248
2. 产后恶露不绝验案 ………………………… 252
3. 产后失眠验案 ……………………………… 256
4. 产褥感染验案 ……………………………… 259
5. 妊娠合并巨乳症验案 ……………………… 262

章五 妇科杂病

不孕症 ……………………………………… 268

1. 阻塞性不孕验案 …………………………… 268
2. 人工流产术后继发不孕验案 ……………… 277
3. 黄体功能不全致不孕验案 ………………… 285
4. 排卵障碍性不孕验案 ……………………… 296
5. 免疫性不孕验案 …………………………… 301

杂病 ………………………………………… 307

1. 月经先期伴痤疮验案 ……………………… 307
2. 盆腔炎性疾病后遗症验案 ………………… 313
3. 阴道溃疡验案 ……………………………… 319
4. 小儿性早熟验案 …………………………… 327
5. 中医药治疗外裔妇科疾病验案 …………… 333

章一　柴师经验掇菁

月经病 · 妊娠病 · 产后病 · 妇科杂病

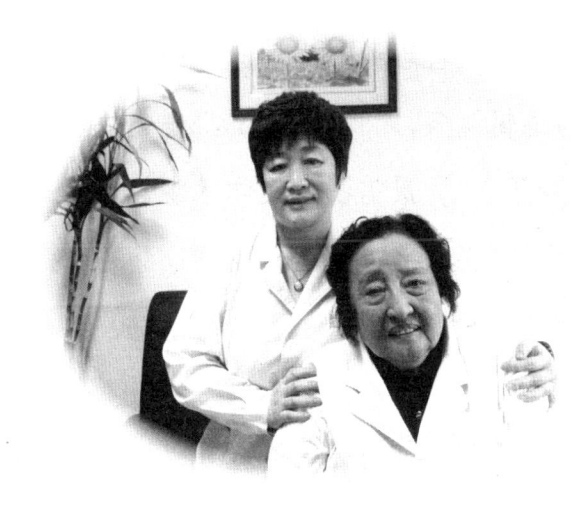

"柴松岩中医妇科学术思想及技术经验知识体系"以"柴松岩月经生理理论""肾之四最""二阳致病""妇人三论"理论学说为核心；以顺应周期规律、顾护阴血津液、用药以柔克刚、调整气化功能、补肺启肾为临证思辨特点；以舌诊、脉诊经验为特色诊断技巧。

柴松岩女性月经生理理论及"肾之四最"学说

柴松岩女性月经生理理论，以冲脉、阴血、肾气、脏腑功能的相互关系为逻辑链条，以"肾之四最"——"肾生最先""肾足最迟""肾衰最早""肾最需护"之学术观点为基本支撑，是柴松岩辨证治疗妇科疾病之重要理论依据。

1. 学说概述

张景岳有"经本阴血何脏无之"之观点，柴松岩做如此阐述，阴血与脏腑，是局部本源与整体环境之关系。"经本阴血"，指出月经之本源即为阴血所生；"何脏无之"，非言无论脏腑皆有月经产生，而说阴血在每一脏腑都有。阴血濡养五脏，阴血充盛、五脏调和，女性月经生理维系正常。基于这样的认识，柴松岩提出，凡女人之症（与女性月经生理相关之疾病），皆不能离开女人之阴血问题。古人有"五脏六腑皆令人咳"之说，柴松岩则提出："五脏六腑，皆可令女人致月经病。"

禀受于父母之精，胚胎在母体发育、人出生之后孩提（女孩）之时，心、肝、脾、肺、肾五脏都已在发挥各自生理功能，独无月经现象。《素问·上古天真论》记载："女子七岁……齿更发长"，《沈氏女科辑要》之描述"孩提能悲能喜，能怒能思，而绝无欲念"，这样的现象提示，女性性征之发育，是隐在而随年龄渐近形成的，月经的产生需要条件。

（1）冲脉充盛为月经之本

冲脉起于胞中，为十二经脉之血海。冲为血海之说，表明冲脉之浩大。五脏六腑有余之血灌注于冲脉，脏腑功能调和，精血旺盛，则冲脉充盛。月经之血来于冲脉，冲脉不充，月事不来；若经后空虚之冲脉不再得五脏六腑有余之血之补充，血海无继，则继发闭经。

柴松岩创立"杯中之水"之喻，用以描述、理解"月事以时下"之生理过程：一只空水杯，水被逐渐注入到杯中，杯中水位增高，杯满，水溢出，水杯空；水继续被注入杯中，杯中水位再增高，水杯再满，水再溢出……。周而复始，杯中之水

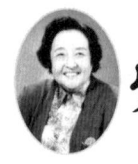

由空、渐满、满而溢出之过程，便犹如女人月经由空渐满、由满而溢、溢而泻下之过程。喻中，柴松岩以水杯喻冲脉（血海）；以被注入杯中之水，喻五脏六腑有余之血；以杯中水位之高低喻阴血之充实程度。正常之"月事以时下"，一定不是简单的一次或数次月经按期来潮。一定需要保持有规律的、持续不断的阴血充入血海。就如同需要有源源不断之水，被补充、注入比喻之空水杯。于是，这一过程中，血海充盈、阴血充盛，便是维持女性月经生理正常之关键条件之一。就如同杯中即便有水，但如不能达到一定水位，则水难至满而溢；血海有继，是维持女性月经生理正常之关键条件之二。亦如杯中之水，如果不能有外来之水被持续注入杯中，杯中之水则不能一而再、再而三至满、溢出。

（2）肾气盛，地道通

仍以"杯中之水"为喻。杯中之水位，并不会自动增高。水位逐渐增高至杯满，需要动力。相对女性月经生理而言，冲脉为阴，处于相对静止状态，有余之血注于冲脉泻下，需要动力之"鼓动"。此泻下之动力，便是肾气之旺盛。肾气属阳，阳气有动，伺"天癸至，任脉通，太冲脉盛"之条件成熟，月事则以时下。

关于月经生理之"动力"——主管性征之肾气，柴松岩认为，从生理规律上看，在女子之不同年龄段是有区别的。

肾为先天之本，禀受于父母之精。在胚胎形成之前即已存在，待人出生之后继得后天水谷之精充养方逐渐成熟，此乃"肾生最先"；肾气禀受父母之精而来，但在出生之后的一段时间内并无功能表现，相对于心、肝、脾、肺、肾五脏之功能，实在是"迟到"矣。至"二七"天癸至，下部脉道通畅，肾气鼓动充实之太冲脉，方有"月事以时下"生理现象出现，此乃"肾足最迟"；女子经过经、孕、产、乳阶段或屡患疾病致体虚，肾气耗损，待四十岁左右肾气逐渐减弱，面部、头发、肌肤均已明显看出肾气不足之征，待五十岁左右肾气衰退，而此时人之五脏依然发挥着各自功能，此为"肾衰最早"；进而，由"肾生最先""肾足最迟""肾衰最早"之现象及规律，探及整个女性生理之进程，则肾气盛衰之规律，是因时、因地、因生活状态而动态改变的。凡治女人之疢（与女性月经生理相关之疾病），皆需了解并掌握女性肾气盛衰之规律，时时注重维护肾气，补益肾气，维持气血阴阳之平衡，以维持正常月经生理与生殖功能。由此对女性而言，相对于心、肝、脾、肺等其他脏腑功能，"肾最需护"。

（3）阴血充盛所需之大环境

再以"杯中之水"为喻。一只空水杯，杯中之水从何处而

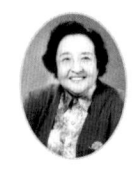

来？水一定来自水杯外部,即有水之源头。与月经生理密切相关之机体环境——心、肝、脾、肺、肾诸脏及其他各腑,构成了"有余之血"产生的外部环境,为阴血之本源。脏腑功能正常,则阴血充盛,杯中之水成为有源之水。

心属火,为阳中之阳脏,心病则一身之血脉功能受累;肾属水,为阴中之阴脏。心肾相交,水火互济,女性月经生理得以维持正常;肺主气,心主血,气血相互为用,方能循环运行不息。肺朝百脉,与肾"金水相生";肾为先天之本,主藏五脏之精气,脾乃后天之源,输水谷之精微以养五脏。生命活动之维持,赖先后二天之合作。脾又统血,脾之功能失调,则化生和统摄阴血的功能失调;肝藏血,肝之疏泄功能对血之布散发挥着作用,与脾统血功能相制相承。肝为刚脏,属木,体阴而用阳,肝木需要肾水的涵养,若肾水不足,水不涵木,则"肝无所索则急",影响藏血之功能。故五脏六腑功能正常,精血充盛,有余血注入血海(冲脉),冲脉有济而"月事以时下"。五脏六腑功能失常,精血不充,无余之血下注血海,"冲脉无所济则无所溢"致闭经。

2. 临床应用

柴松岩提出对女人之症(与女性月经生理相关的疾病)的总体治疗原则:不同年龄阶段之女性,同一疾病之病理改变的生理基础不同，辨证的同时须充分考虑到女性不同时期的不同生理特点，组方用药方具有针对性。

(1)"一七"

女子"一七"，为生长发育初期。肾气尚未充实，易受其他因素干扰，此阶段宜保护肾气，养益冲任，最忌兴阳。禽类、虾皮、海米、羊肉等食品，性温热，有兴阳之弊，少年女童宜慎用。柴胡味微苦，性平，禀少阳生发之气。"其气于时为春，于五行为木"。因有升阳之性，可启动肾阳，致相火妄动不安，此年龄阶段须慎用。小儿属稚阴稚阳之体，肾阴尚未充盛，肾气过早充盈，气旺化火，肾阴又相对不足，无力制约，相火偏亢。过早启动肾阳，违背正常之生理状态，或致小儿性发育过早，从而影响其骨骼、身心诸方面正常发育。

(2)"二七"至"五七"

女子"二七"至"五七"，逐渐为生理、生育旺盛期。这一时期过度劳役、大汗出、久视、熬夜或房劳过度，耗伤肾阴。应从肾的角度考虑病机，主张在此阶段注意保养阴血，顾护肾气，补益肾阴，调理冲任。常药用寄生、川续断、杜仲、菟丝子、女贞子、枸杞子、熟地黄、何首乌、当归、阿胶珠等滋肾养血；药用北沙参、百合、麦冬等补肺金，启肾水，养阴增液；

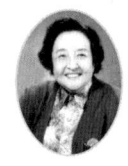

药用太子参、茯苓、山药、白术等健脾益气，化生气血。

(3)"七七"之后

女子"七七"之后，已至中老年时期，"肾气衰，天癸竭……形坏而无子也"。此时肾阴匮乏，强调在注意肾阴不足的同时，抑或因水亏不能上制心火而出现心肾不交之病理改变，可症见五心烦热、失眠多梦等。此时组方在补肾养血基础上，亦应考虑交通心肾，清泻虚火，常药用女贞子、墨旱莲、莲子心、浮小麦、远志、百合、合欢皮、地骨皮、莲须等。此阶段切要避免损伤肾气、阴血，不可妄用破血、通利及辛散之品。

柴松岩"二阳致病"学说

柴松岩提出"二阳致病"之学术思想，认为女性闭经病，与阳明病变关系密切。

1. 学说概述

柴松岩认为，"二阳"（足阳明胃、手阳明大肠）功能失常，影响女性月经生理与生殖功能。

足阳明胃经为水谷之海，与任脉交会于"承浆"，与冲脉交会于"气冲"，乃多气多血之经，通过冲、任二脉与胞宫相联系。胃主受纳，腐熟水谷，为气血生化之源，所化生之气血为胞宫经、孕、乳所必需。胃中水谷之气盛，则冲脉、任脉气血充盛，为胞宫的功能提供物质基础。若暴饮暴食，胃受纳过盛，腐熟水谷功能失常，蕴积而成浊热。阳明腑实则浊热积聚、久而溢入血分（冲为血海，隶属阳明故也），血海伏热可灼伤津液、暗耗气血，致月经量少、闭经、不孕不育；阳明腑实浊热积聚亦可迫血妄行而致月经先期、月经量多，甚至崩漏不止；阳明腑实可壅遏气血，气血不畅而致经行腹痛或经前头痛、身痛。若节食减肥，胃受纳不足，气血生化之源匮乏，冲脉隶于阳明，阳明经腑之气血虚则无余以下注血海，血海不足，则致月经量少、月经后期、甚至闭经、不孕；手阳明大肠经与肺经相表里，为传导之官化物出焉，同时又可通调腹部气机。若传导不畅，腹气不通，浊热积聚而便秘，阳明腑实，大便秘结，腑气不通，亦致胃不受纳，二阳积热进一步加深而成恶性循环，最终影响气血化生，致冲任失养，引发月经失调。

2．阳明病变与月经生理

"阳明"，即十二经脉中手阳明大肠经和足阳明胃经。早在春秋战国时期，古人及发现了"阳明病变"与女性月经生理的关系，"二阳之病发心脾，有不得隐曲，女子不月……"（《素问•

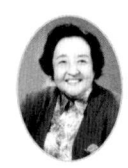

阴阳别论》)。此后，关于阳明病变对月经生理的发病机制，古人分别有如下记载。

《女科经纶·卷一·月经门》（清·萧壎）载马玄台注"二阳之病发心脾"之经文："二阳，足阳明胃脉也。为仓廪之官，主纳水谷，乃不能纳受者何也？此由心脾所发耳。正以女子有不得隐曲之事，郁之于心，故心不能生血，血不能养脾，始焉胃有所受，脾不能运化，而继则渐不能受纳，故胃病发于心脾也。是由水谷衰少，无以化精微之气，则血脉遂枯，月事不能时下矣。"《万氏妇人科》（明·万全）亦认为："夫二阳者，手足阳明胃大肠也。惟忧愁思虑则伤心，心气受伤，脾气失养，郁结不通，腐化不行，胃虽能受，而所谓长养灌溉流行者，皆失其令矣。故脾胃虚弱，饮食减少，气日渐耗，血日渐少，斯有血枯、血闭及血少、色淡、过期始行、数月一行之病。"故明代马玄台、万全等人观点，女子情志抑郁，心气不舒，累及脾胃，脾胃功能失常，气血后天化源不足则致闭经。

《女科正宗》（清·何松庵、浦天球）则曰："盖二阳指阳明胃经与大肠经也，此二经，乃水谷传化之地，而心与脾全赖之。盖胃之下口，通于小肠上口，胃不病而小肠传化，则心气流通而邪不归心；大肠不病而传化，则饮食运行而脾不劳力。今二阳既病，则传化不行，心脾安能不病？故曰病发心脾，则气血不充。"故清代何松庵、浦天球等人观点,胃肠功能异常,影响心脾而气血不足致闭经。

由此看出,历代医家对阳明病变与月经病变的因果关系存在不同理解。20世纪80年代,柴松岩曾就200例月经病患者进行调查,发现65.38%的患者存在饮食、大便之异常改变。其中纳呆者21.25%,消谷善饥者15.64%,大便秘结者45.23%,大便溏薄者8.39%。综古人观点,经多年临床实践,柴松岩提出"二阳致病"之学术思想,认为女子阳明病变与月经生理关系密切,可致月经病。

3. 临床应用

柴松岩"二阳致病"之学术思想,明确了阳明病变与月经病理的关系,强调阳明经腑证对月经病诊治的特殊意义,为妇科疾病的治疗提供了新思路。

临证月经病,柴松岩注重问诊,以了解患者饮食、大便情况及乳房症状,参考舌象、脉象,判断阳明胃肠之虚实。临证出血性月经病(月经先期、月经量多、崩漏),兼见纳呆、口臭、食后腹胀,大便干或黏滞不爽,舌苔黄厚或苔白不洁,脉沉滑有力或滑数者,考虑病机为阳明腑实,浊热积聚,热入血室,迫血妄行。在固冲止血治疗的同时,应注意荡涤阳明腑实,清

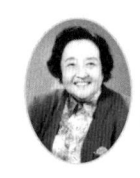

利浊热，药用瓜蒌、枳壳、茵陈、荷叶、黄连、地榆炭、槐花等。若临证月经量少、月经后期、闭经等病，兼见纳呆、口干苦、食后腹胀，便秘，舌苔黄厚，脉沉滑无力，考虑病机为阳明腑实，浊热积聚。本已受纳受限，气血化源不足，加之浊热耗伤阴血，致冲任血海不足。在调理冲任、填充血海治疗时，注意不用过于滋腻之品以防滋腻碍胃，加重阳明胃肠传导阻滞，可药用鸡内金、生麦芽、莱菔子等消导化浊，可用当归养血活血又兼润肠通便。临证月经量少、月经后期、闭经等病，兼见消谷善饥、唇红干裂，大便数日不解，舌白而干或中心无苔，脉细数者，考虑病机多为胃热灼伤阴液，阴血亏虚。可药用瓜蒌、石斛、知母、玉竹、芦根、枳壳等养阴清胃、润肠通腑；闭经溢乳或乳房胀痛者，亦常伴便秘，乃因乳房属胃，土壅木郁使然。治疗多在通导阳明之时，加用疏肝解郁或柔肝养血之品，如瓜蒌、枳壳、柴胡、郁金、合欢皮、当归、芍药、何首乌、夏枯草、丝瓜络等。

柴松岩论"妇人三论"学说

针对与女性月经与生殖生理密切相关之三大要素——血海、胞宫、胎元，柴松岩创立"水库论""土地论""种子论"

之"妇人三论"学术思想,并以此作为女性不孕症治疗遣方用药之依据,形成"柴松岩女性不孕症中医辨证治则"。

1. 柴松岩"妇人三论"学说之概述

(1)"水库论"

阴血、血海、胎元有如下关系:十二经有余之阴血下注冲任血海,进而下聚胞宫,为月经之生化、胚胎之孕育提供物质基础,如张景岳言"经本阴血,何脏无之!惟脏腑之血,皆归冲脉,而冲为五脏六腑之血海,故经言太冲脉盛,则月事以时下。"阴血不足,血海空虚,阴血不得下聚胞宫,可致月经稀少甚或闭经、不孕,或虽孕胎失所养致胎萎不育。柴松岩"水库论",即阴血、血海之于女性生殖功能作用,被喻之以"水""水库"与库中之"鱼"的关系。喻中,以"水库"喻冲任血海,以库中之"水"喻阴血,以库中之"鱼"喻胎元。则"水""水库""鱼"之关系被描述为:水库为蓄水之用,水满当泄。藏蓄、满盈、溢泻是一个累积的、量变的过程。库中水少或无水,应先蓄水;此时若强行放水,必致水库干涸。对治疗过程而言,"水库"蓄"水"之过程,即阴血调养,血海填充之过程;血海按期充盈,"水库"有"水",继而阴极转阳,满极而溢,则有规律月经;阴血盈盛,孕育成熟优质之卵子,方有受精之可能,

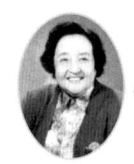

方有孕育、滋养胎元之基础，正如水库中之"鱼"无水不可活，"水"浅或"水"少，"鱼"可渐大，但"鱼"之长养将受限。

（2）"土地论"

胞宫，包括了解剖学上所指子宫、输卵管及卵巢，是女性特有内生殖器官之概称。胞宫之功能涵盖内生殖器官的所有功能，可法象大地，生养万物。柴松岩"土地论"，即胞宫及其内部环境之于女性生殖功能的作用，被喻之以"土地""土壤质地"及土地上"乱石杂草"与土地上收获"庄稼"的关系。喻中，以"土地"喻女性之胞宫，以"土壤质地"喻胞宫条件之优良，以土地上的"乱石杂草"喻子宫、内膜、输卵管或卵巢已存在的病灶，以土地上能生长出的"庄稼"喻宫中之胎儿。如此，"土地论"之涵义，即在肥沃的土地上才能生长出茂盛的庄稼；在乱石杂草丛生之贫瘠土地上种庄稼，则难以收获。不孕症之治疗，就如同农民不断耕耘土地，改善土壤上环境，以期收获庄稼之过程。不孕不育之治疗过程，不可急于求成，应该根据辨证，首先调理脏腑气血之阴阳，待气血调畅，阴平阳秘，卵巢排卵正常，输卵管通畅，子宫内膜受容性良好，方可备孕。

（3）"种子论"

柴松岩之"种子论"，即卵子、胎元与之胎儿之关系，就如同"种子"与"花"之关系。此喻,以"花"喻腹中之胎儿,以花之"种子"喻卵子及胎元。花之"种子"质量不好,"花"终难成活。凡胎停育或复发性流产者,或与此同理。父母之精气不足,两精相搏虽结合,但禀赋薄弱,卵子或精子质量不佳,进而受精卵先天缺陷,终不能成实。治疗需先通过气血之调养,以改善卵子之质量为要。柴松岩临证,常通过监测基础体温,判断患者近期卵巢功能及卵子质量,调整治法及用药。

2. 柴松岩"妇人三论"学说之临床应用

(1)"水库论"之临床意义

①关于阴血的日常维护,柴松岩提出现代女性之阴血"暗耗"之观点。现代女性闭经、不孕症,与阴血"暗耗"密切相关。所谓"耗",即通常意义上的阴血耗伤;"暗",则指不易察觉的失血、伤阴过程,在现代社会,多指如性生活过早、过频,多次人工流产,过度脑力劳动而承受超负荷工作压力,盲目无节制减肥,不恰当服用补品,熬夜等不良工作、生活习性因素。这些因素无一不耗伤阴血,并在经年累月、不自觉之中发生。故这样的阴血流失谓"暗耗"。女子"阳常有余,阴常不足",阴血暗耗,阴愈不足。阴血亏虚,冲任血海不足,则致月经量少、稀发、甚或闭经。对此类病因,若见"闭"就通,不察"水库"

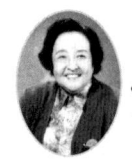

之"水"情，概用活血、破血、通利之品，恰似"水库"本已近无"水"而再向外放"水"，疾病未愈，阴血再伤。治疗应据辨证，顺其自然、循序渐进，收水到渠成之效。柴松岩根据脉象判断阴血受损程度及相应养阴用药之经验：脉见沉细无滑象，提示血海受损严重，药用阿胶珠、制首乌、当归、熟地黄、女贞子、墨旱莲、石斛、天冬、枸杞子等，滋阴养血；经过治疗，脉象由沉细逐渐见滑象，提示血海渐复，可酌情加大活血药之比例，常药用桃仁、益母草、丹参、苏木、茜草、川芎等，以期因势利导，致"水满则溢"。血海恢复过程时间相对较长，医者切不可急功近利。②对既往胎孕失败者之治疗。阴血为胎元养育之本。素体阴血不足或暗耗致阴血亏损，致胎元失养，临床可见胚胎停止发育、胎萎不长等病证。对既往有胎停育史之患者，临证嘱其切勿急于计划下次妊娠，应结合基础体温之监测，先予冲任气血之调理，蓄"水"待其满，"水"足再养"鱼"。此时治法、用药与闭经相参。对既往有胎萎不长史之患者，以早期治疗为佳，以健脾补肾、养血育胎治法为主，补益气血，以挽救"鱼"苗于涸塘之中。

（2）"土地论"之临床意义

在期待庄稼丰收时，拔苗助长，则苗或不可活；苗抑或勉强生存，终不能强壮；庄稼长势不佳，施肥以助长，或可暂时受益，却使土地之土壤进一步碱化。如此循环，最终或成不毛之地（盐碱地）而无以收获。由此启示，产生下述相应治疗原则：对"盐碱地"，即子宫、内膜或输卵管、卵巢存病灶之患者，治疗之首要乃调理气血以改善卵巢功能，恢复宫内环境，增加子宫内膜的容受性，给胎儿准备好的生长环境。如同农民开荒，需先去除土地上乱石杂草，耪地使土地松软，再适量施加肥料，方能使种子在土壤中吸取足够之营养，生根发芽，茁壮成长。临床中，对于迫切要求怀孕者，并不一概施以补肾之法，常依辨证之不同，或以车前子、茵陈、扁豆、薏仁米诸药清热利湿；或以桔梗、浙贝母、桂枝数味调理气机；或以夏枯草、合欢皮、川楝子、郁金、白梅花一众疏肝理气；或以金银花、生甘草、连翘、黄芩之品清解血热。诸治学，皆似"耪地"之举，去除"乱石杂草"，改良或提高土壤质地，以期达到改善胞宫内环境之目的。

（3）"种子论"之临床意义

优质的卵子亦同样需要精血之供养，如同种子之培育需要养分。柴松岩临证注重基础体温监测，并参考激素水平，评估卵巢功能。卵巢功能降低，卵子质量即差，即使借助辅助生殖技术，获得卵子之数量、成胚及囊胚发育抑或不佳，致妊娠成功概率降低。临证若见基础体温双向不够典型，血清促卵泡生

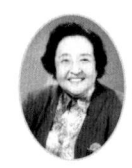

成激素（FSH）大于10U/L，不建议急于备孕甚或人工促排。应首先基于辨证之基础上，积极调养肝肾、顾护冲任，致胞宫气血调畅，功能恢复，从而增加可获取优质卵子之概率，最终收获成功之妊娠。强调肾精之顾护，肝肾阴血之调养，常药用熟地黄、菟丝子、续断、杜仲、女贞子、墨旱莲、制首乌、枸杞子、山萸肉、桑葚子、白芍等。

柴师由脉象判断血海充足与否之方法

柴师指出：健康女子脉象应带有一定的滑利之象。从滑脉的有力无力以及宽度可判断血海的充足程度。女性闭经后因血海不足，脉象中会出现"沉滑""细滑"及"弦紧"之象。

沉滑有力	提示血海未枯，疗效或较好，恢复或较快
细滑脉	提示血海已伤，治疗时不宜过度鼓动血海而犯"竭泽而渔"之弊
沉细无力无滑象	提示血海重度受损，治疗较难，疗程长。经治疗出现滑象后则提示已枯之血海有复苏之象
沉弦滑	提示有肝郁之象，治疗时应适当调理情志
细滑数	提示血海已伤并见热象，现代人多见
弦紧	为滞之象

章二 月经病

月经病 · 妊娠病 · 产后病 · 妇科杂病

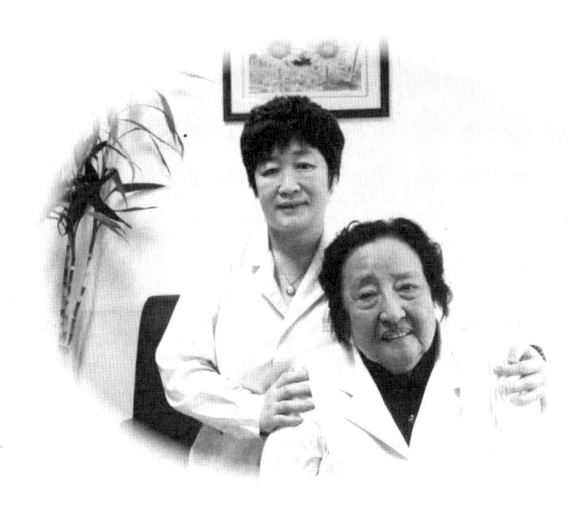

闭 经

1. 原发闭经验案

刘某，女，30岁，已婚。初诊日期：2004年6月18日。

【主诉】

现30岁无自主月经，婚后2年未避孕未孕。

【病史与现状】

患者原发无月经。21岁时曾服用黄体酮治疗半年，药后有阴道出血，停药后再现闭经。之后又曾间断激素替代治疗，药后有阴道出血。现婚后2年未避孕未孕。纳可，眠佳，二便调，时感腰酸，带下正常，性生活正常。

舌苔黄腻，脉细滑，体胖。

2003年9月15日激素水平检查，E_2为11.70 pg/ml，FSH为7.76mU/ml，T为37.23ng/dl。

1999年曾做B超检查，子宫三径：4.6 cm×4.8 cm×4.0 cm；子宫内膜厚度：1.3 cm；双附件未见异常（激素替代治疗后）。

【辨证】

湿浊壅滞，肾气不足，血海亏损。

【立法】

利湿浊，补肝肾，益精血。

【病证分析】

患者21岁仍未月经来潮。婚后同居2年，性生活正常，未避孕始终未孕。西医诊断原发闭经、不孕症；中医诊断闭经、不孕症。

柴师云：观目前证候，患者形体略胖，舌苔黄腻，脉细滑，湿浊壅滞之征明显。《丹溪心法》有"躯脂满经闭"之说，《女科切要》指出"肥白妇人，经闭而不通者，必是痰湿与脂膜壅塞之故。"湿热壅阻胞脉，脉络不畅，致月经未潮；年逾三七，月事不来，现脉细滑并时感腰酸，提示肾气不足，血海亏虚。患者乳房及内外生殖器发育无异常，提示先天肾气尚未亏损至极，以利湿化浊法调理得当，或有间断月经恢复的可能。首诊辨证湿浊壅滞，肾气不足，血海亏损。治法利湿浊，补肝肾，益精血。

处方：旋覆花10g，半夏5g，茵陈12g，荷叶12g，桃仁10g，月季花6g，玫瑰花5g，菟丝子20g，竹叶10g，桑寄生20g，益母草10g，百合15g。14剂。

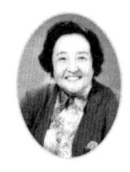

首诊方以旋覆花为君，化痰、行水、降气；以半夏、茵陈、荷叶为臣，配合君药利湿化浊；以菟丝子、桑寄生、桃仁、益母草、月季花、玫瑰花、竹叶、百合共为佐，菟丝子、桑寄生补肝肾、益精血；桃仁、益母草活血化瘀，通利痰浊所致之瘀滞；月季花、玫瑰花疏解肝气，肝主疏泄，肝气条达则气血调和；湿浊瘀滞日久化热，药用竹叶清热利尿渗湿；患者原发闭经，婚后多年未孕，精神压力较大，现肝郁之征，以百合养心安神、缓急迫。全方重在利湿化浊。先驱伏邪，佐温肾活血，观后效。

二诊： 2004 年 7 月 2 日。

患者首诊后已停服激素，以纯中药治疗。

现舌肥黯淡，苔白腻，脉细滑。

处方：车前子 10g，淫羊藿 12g，熟地黄 10g，当归 10g，远志 6g，茯苓 12g，桃仁 12g，夏枯草 12g，路路通 10g，菟丝子 20g，萆薢 12g，鸡内金 10g，冬瓜皮 20g。14 剂。

首诊方服药 2 周，舌苔由黄腻转为白腻，提示郁热之象得到控制；苔仍腻，提示湿浊之证犹在；现舌肥黯淡，为脾虚之征。二诊方治法健脾利湿，补肾活血。药用茯苓、冬瓜皮、车前子、草薢健脾利湿；淫羊藿、菟丝子、熟地黄补肾养阴；当归、桃仁、路路通活血通经；远志交通心肾；夏枯草疏肝清热；鸡内金化浊导滞。

三诊：2004年7月16日。

二诊药后于2004年7月4日有阴道少量出血，经期3天。经前基础体温呈不典型双相。现带下有，性生活正常。

舌苔白厚，脉细滑。

处方：柴胡5g，荷叶10g，莱菔子10g，大腹皮10g，桃仁10g，茵陈12g，枳壳10g，马齿苋12g，苏木12g，川芎5g，百合12g，杜仲10g。14剂。

首诊、二诊药后，患者于2004年7月4日阴道少量出血，持续3天，并经前基础体温有不典型双相，提示冲任二脉壅塞状况有所改善。三诊继续以理气化浊，活血通经之法为主治疗，仅以一味杜仲温补肝肾。

四诊：2004年8月6日。

2004年7月29日阴道现少量咖啡色分泌物。经前基础体温呈不典型双相。纳可，二便调。

舌黯，苔黄腻，脉细滑。

处方：柴胡 5g，续断 20g，茜草 12g，当归 10g，车前子 10g，萆薢 12g，莱菔子 10g，麦芽 12g，月季花 6g，香附 10g，枳壳 10g，川芎 5g。14 剂。

三诊药后再次月经来潮，并经前有不典型双相体温。之前数诊化浊利湿通经为主、佐温肾之法治疗，疗效确切。四诊仍依此法治疗。

五诊：2004 年 8 月 27 日。

末次月经 2004 年 7 月 29 日。现基础体温有典型上升。带下有。

舌肥黯，苔白干，脉细滑。

处方：北沙参 12g，柴胡 5g，荷叶 10g，藕节 12g，玉竹 10g，续断 12g，青蒿 6g，椿皮 12g，侧柏炭 12g。7 剂。

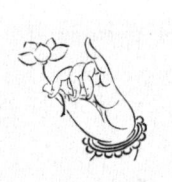

四诊药后苔腻改善，提示湿浊渐解；近日基础体温有典型上升，提示肾气较前恢复；舌苔干，脉细，提示仍胃阴不足。

五诊治法养胃阴、清浊热、固冲任。以北沙参、玉竹养胃阴；以荷叶、藕节、青蒿、柴胡祛浊热；续断补肾固冲。

六诊： 2004年9月3日。

现基础体温上升19天。今日查尿hCG（酶免法）阳性。舌肥黯，苔厚腻，脉细滑。

> **处方**：柴胡5g，荷叶10g，白术10g，黄芩10g，茯苓10g，藕节30g，椿皮5g，续断20g，菟丝子20g，侧柏炭15g，地骨皮10g，百合15g。7剂。

经治已妊娠。现舌肥，苔腻，脉细滑，辨证脾肾不足、湿浊内蕴，治法健脾燥湿、补肾固冲。六诊方药用白术、茯苓、椿皮健脾燥湿渗湿，以菟丝子、续断补肾固冲。

六诊时又现舌苔厚腻，提示湿浊再现，法当祛湿。柴师指出，患者已孕，此时祛湿之用药当与孕前祛湿之用药有所不同，须以安胎为要。柴师经验，孕后祛湿，不宜选择车前子、瞿麦、泽泻、萆薢等有动性、走下之品，以免动胎之弊。宜选用白术、椿皮燥湿，抑或选用茯苓渗湿而祛湿，亦如本方。

七诊： 2004年9月24日。

现孕56天。基础体温稳定。近日时感恶心。

舌肥黯，苔干少津，脉沉细滑无力。

> 处方：柴胡 5g，荷叶 12g，百合 12g，地骨皮 10g，菟丝子 20g，黄芩 10g，墨旱莲 12g，浮小麦 20g，椿皮 10g，莲子心 3g，玉竹 10g，芦根 10g。7剂。

现患者舌黯，提示有瘀，气血运行不畅。既有瘀滞，当行活血之法治疗。然值患者孕育初始，冲任不固，行活血化瘀之法恐有先兆流产之患。若不行化瘀之法，任瘀滞加重，血行不畅，胞脉失养，亦可致胎失濡养、胎元不固。柴师指出，相对而言，瘀滞演变之效尚需过程，动血则或伤治之效立竿见影。就本案目前状况而言，安胎乃当前主要矛盾，要利弊权衡，于孕早期，舍"瘀滞"之证，以固冲安胎为先。同时，要观察之后瘀滞之发展变化，待胎元固摄，伺机再行化瘀之法。

患者现舌象苔干、少津，提示阴虚内热，应予养阴清热之法。柴师再指出，此时之养阴，亦不宜强调补肾阴，宜养胃阴、养心脾之阴。因养肾阴之品如熟地黄、枸杞子、女贞子、山萸肉，多具滋腻、酸敛之性，助湿。患者本已湿浊壅滞，现又有瘀，再用以上诸品补肾阴，或愈加重脉络瘀阻之状态。

是故，七诊方以菟丝子、墨旱莲为君，补肾固冲安胎；以浮小麦、玉竹、芦根、百合为臣，玉竹、芦根养胃阴，清胃热；以浮小麦、百合养心安神，缓急迫；以柴胡、荷叶、地骨皮、黄芩、椿皮、莲子心为佐，行清热安胎之功。

八诊：2004年10月29日。

已孕13周。

2004年10月28日B超检查，子宫三径：9.4cm×10.0cm×6.3cm；宫内胎囊厚3.2cm，可见胎儿轮廓，头臀长（CRL）5.2cm；可见胎盘后壁、胎心、胎动，胎儿双顶径（BPD）1.9cm。

近日血压130/90mmHg。时感恶心，二便调。

舌黯，苔白腻，左脉细滑，右脉沉细无力。

处方：覆盆子20g，柴胡5g，莲子心3g，墨旱莲12g，地骨皮10g，椿皮12g，山药12g，菟丝子12g，白术10g，益智仁10g，茯苓10g，百合10g。7剂。

至八诊，患者已孕3月余，B超检查提示单活胎。

此诊患者脉不理想（右脉沉细无力），提示血海亏虚。柴师分析，患者为原发闭经，血海本虚。经治疗，血海逐渐充盈，虽可借温肾助阳之力，偶有排卵致孕，孕后仍可因血海不足致胎元不固。观目前之脉象（右脉弱），仍需施补肾之法，以固肾为主，

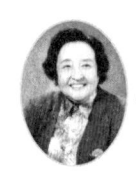

药用覆盆子、墨旱莲。柴师经验，锁阳、桑螵蛸、覆盆子、补骨脂诸药均具固性，但此时具温热之性之品如锁阳、补骨脂不宜用。本已血海不足，温热之品更易耗伤阴液。

之后于2004年12月2日电话随访，患者已在院建立产前检查病历，B超检查胎儿发育正常，患者血压平稳。再于2005年6月电话随访，患者于2005年5月10日顺产一男婴，母子健康。

【按语】

本案患者年至21岁始终月经未潮，结婚2年未避孕未孕，原因不明。柴师就其近年来相关检查结果分析：患者乳房、内外生殖器发育无异常，性功能正常，既往无炎性疾病及手术史，女性激素检测除雌激素水平偏低，卵巢功能尚无异常，脉呈细滑象，子宫内膜厚度增到1.3cm，其原发闭经并原发不孕，尚有尝试治疗之余地。

闭经可有虚、实两端。虚者多由肾气不足，冲任未充；或肝肾亏虚，精血匮乏；或阴虚血燥，血海干涸；或脾胃虚弱，气血乏源所致。实者多因气滞血瘀，或寒凝血滞，或湿浊壅滞，致冲任不通，脉道阻隔而成。实际临证，则多见虚实错杂的复合病机。本案原发闭经，病机乃湿浊壅滞、肾气不足，一实一虚。湿浊壅滞为本案闭经之根本，祛湿之法应贯穿治疗始终。

柴师观点：闭经之证虚而挟实者多，治疗须顾及调和气血，勿以通经见血为快。既不可一见闭经即谓血滞，施攻破通利之法，或致气血重伤；亦不可一见闭经皆以为虚损血枯，频用滋腻养阴之品，致脾胃受伤或肾阳被遏，致枯者愈枯、滞者愈滞，病势趋重。实际临证，宜先辨清虚实，权衡主次，抓主要矛盾。以实证为主之闭经，无论因寒凝、湿浊、血瘀所致，需在审因求治原则基础上，治法以化瘀通经为主，兼顾补肾养血；以虚证为主之闭经，因肾虚、脾虚、血虚致阴血不足冲任亏虚者，则需以补肾养血治法为主，而在治疗后阴血充盛基础上，再适时、适当行活血通经之法。

本案，湿浊壅滞与肾气不足虚实二证兼而有之。治法首先利湿化浊。湿浊去，脉络通，再着重考虑养阴活血。柴师指出：对已辨证为湿浊壅滞之闭经，症见舌苔白腻者，虽治疗的最终目的是调经，但若湿浊未去，便以滋腻之品如熟地黄、女贞子、山萸肉等养阴，或有加重湿邪壅阻之弊，或愈发影响气血运行。行祛湿之法，常药用莱蕨子、车前子、扁豆、佩兰，并辅乌药、枳壳、大腹皮等理气。

柴师经验撷菁

余祛湿化浊之法常用途径如下。

（1）提肺气散湿浊之法：肺主气，司呼吸，通调水道，下输膀胱，可通过开提肺气通调水道之法散湿。常用药物桔梗、川贝母、桑白皮、百部等。此类药皆有开提肺气、宣肺祛痰、泻肺行水、润肺下气之共性。

（2）健脾利湿之法：脾位于中焦，为阴土，其性喜燥而恶湿。脾主运化，脾失健运，可致水湿潴留。通过健脾益气，加强运化，可达利湿之效。常用药物如茯苓、白术、冬瓜皮、荷叶、砂仁等。

（3）清热利湿之法：对于湿浊壅滞，郁而化热者，余惯用车前子、萆薢、猪苓、茵陈、泽泻等药清热利湿。

2．多囊卵巢综合征致闭经验案

案1

张某，女，29岁，已婚。初诊日期：2002年6月4日。

【主诉】

闭经9个月。

【病史与现状】

患者既往月经周期30天一行，经期3～7天，经量中，时有痛经。末次月经2001年9月28日。之后因工作紧张、压力大逐渐闭经。现闭经9月余，伴失眠，性欲低落。纳可，二便调。

患者婚后妊娠2次，产1胎，2000年9月孕7月引产1次。

舌黯嫩，脉沉弦滑。

2002年6月1日激素水平检查，E_2为101.00pg/ml，FSH为5.10mU/ml，LH为11.40mU/ml，T为190.00ng/dl。

B超检查：双侧卵巢呈多囊样改变。

【辨证】

肝郁血虚，肾气不足。

【立法】

疏肝养血，补肾调经。

【病证分析】

患者现闭经9个月，B超检查提示，双侧卵巢呈多囊样改变；

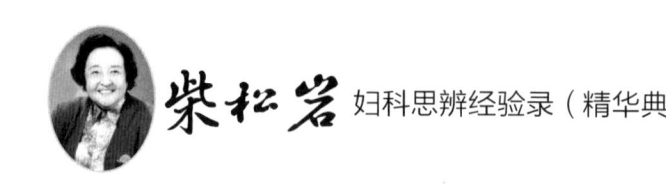

激素测定，T：190.00ng/dl。西医诊断多囊卵巢综合征，中医诊断闭经。

患者平素工作压力大，性格内向、情绪压抑，肝气郁结，血为气滞，冲任不充，故致闭经；长期失眠，阴血暗耗，阴血不足，血海空虚，无血以下，亦致经闭。舌嫩、脉沉，提示肾气不足。首诊辨证肝郁血虚，肾气不足。治法疏肝养血，补肾调经。

处方：柴胡5g，远志5g，阿胶12g，玉竹10g，枸杞子15g，女贞子20g，白芍12g，当归10g，菟丝子12g，百合12g，香附10g。7剂。

首诊方以女贞子为君，滋补肝肾，补而不燥。以阿胶、玉竹、枸杞子、白芍、当归为臣，辅助君药共养阴血。以菟丝子、柴胡、远志、百合、香附共为佐药，菟丝子平补肝肾，助阳益精，不燥不腻；柴胡疏肝解郁，同时又可启动相火；百合养阴血同时缓急迫；远志辛散、苦泄、温通，安神同时亦可解郁；香附调理气血。全方诸药配伍，共行补肾养血疏肝调经之效。

二诊：2002年6月11日。

末次月经2001年9月28日。现基础体温单相。尿黄，大便正常。带下略黄,多梦。

舌嫩黯,脉弦滑数。

处方:枸杞子15g,车前子10g,肉桂3g,川芎5g,川楝子6g,白术10g,地骨皮10g,续断20g,当归10g,何首乌10g,丝瓜络10g,延胡索10g。14剂。

首诊药后基础体温(图1)呈低温相,提示尚无排卵。二诊治法仍以填充血海为继。沿用首诊方枸杞子、白芍、何首乌、当归诸药养阴血;加用白术健脾益气,化生气血;加用肉桂助气血之生长。

此方肉桂之用,为柴师养阴血之特色用药经验。

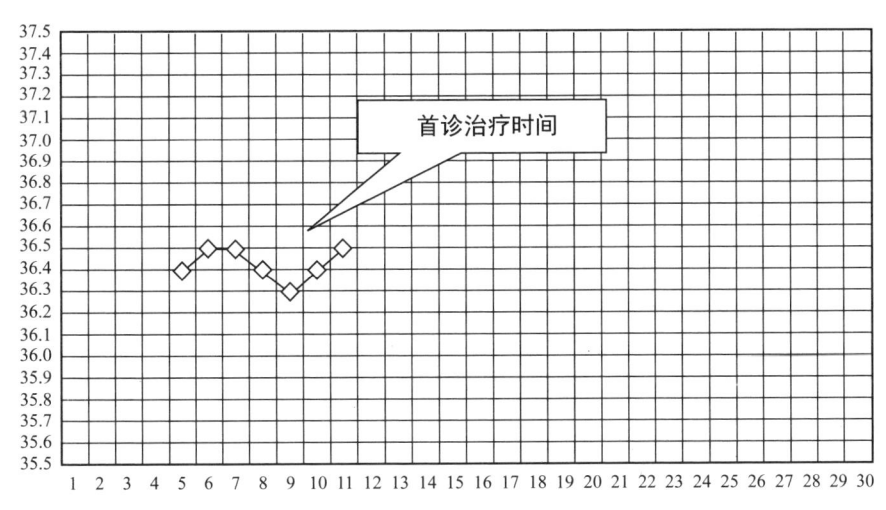

图1 2002年6月5日至11日基础体温

二诊时，见小便黄、带下黄、脉滑数等热象之征，潜方当以寒制热，药用苦寒之品祛热。现方中用甘温、大热之肉桂少量，与常规选药有所不同。肉桂味辛、甘，性热，归肾、心、脾、肝经，辛甘气厚，降而兼升，能守能走，具温肾助阳，引火归元之效。柴师经验，针对久病体虚气血不足之闭经病患者，在益气养血治疗初见成效的基础上，加用肉桂，尚有鼓舞气血生长之效力。以此目的选用肉桂时，恐肉桂甘温、性热，用量不宜多，以3g为宜。同时，防肉桂助热，必以苦寒之川楝子，甘寒之地骨皮、车前子佐制。

三诊：2002年6月25日。

末次月经2001年9月28日。基础体温仍单相。带下可。二便调。

舌嫩黯，脉沉弦滑。

处方：首乌藤30g，丝瓜络10g，夏枯草12g，杜仲10g，益母草10g，当归12g，菟丝子20g，延胡索10g，薏苡仁20g，路路通10g，三棱10g，莪术10g。7剂。

如二诊治法预期，患者二诊药后小便黄、带下黄症状消失，脉数改善，提示热象缓解。二诊方并未因肉桂之用而加重热象，肉桂与川楝子、地骨皮配伍恰当。柴师云："药"乃"法"之体现，在辨证正确前提下，临证须坚持以"法"为走向，有是"证"用是"药"。二诊时，既然根本之"证"仍为肝郁血虚肾气不足未变，"法"则须续以填充血海为继，"药"沿用养阴血之品即是以"法"为用，应坚定不移。一方面，二诊确见热象，如守成规，以寒药制热，不用温热之肉桂，自当不错，亦无风险。而二诊方欲在以枸杞子、白芍、何首乌、当归众药养阴之余，借肉桂鼓动气血生长之效，加强养血之力，乃是"法"之所需。另一方面，完全不顾及此时选用肉桂之弊，亦不足取。肉桂虽乃性热之品，用之时巧以苦、寒之品配伍佐制，可避其助热之弊，养阴之"法"亦得固守。

现至三诊，经养血填冲治法治疗3周，血海渐至充盈。然这一阶段患者基础体温（图2）仍呈现单相，并无上升趋势，提示仍肾气不足，排卵尚需动力。柴师指出，此诊可适时施以温肾助阳、活血通络之法，以期促进卵子排出。三诊方以杜仲、菟丝子为君，行温肾助阳之效；以当归、益母草、延胡索、三棱、莪术、路路通为臣，强活血化瘀之力；佐丝瓜络、夏枯草，达活血通络、软坚散结之功。全方助阳化瘀通络，鼓动氤氲之势，促排卵。

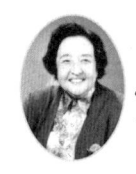

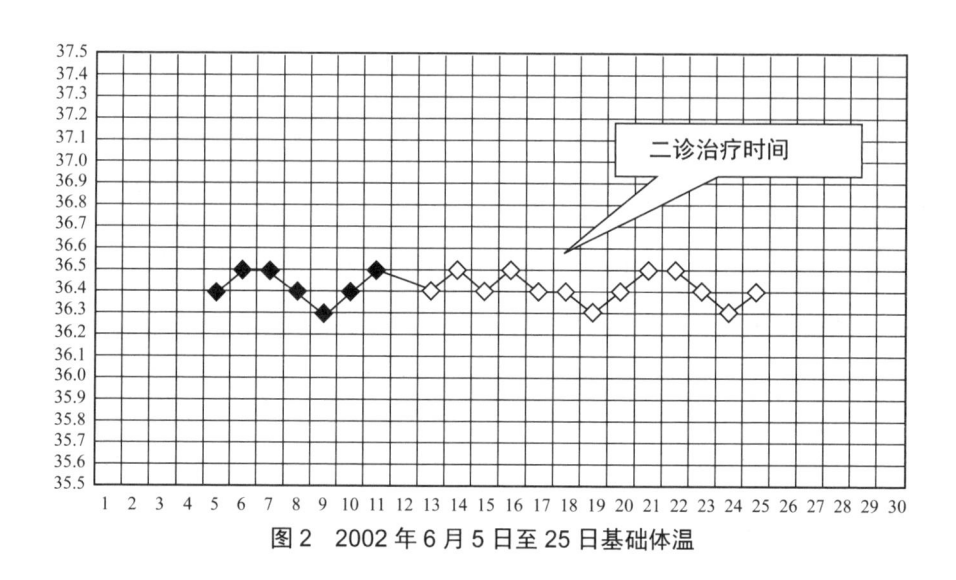

图2　2002年6月5日至25日基础体温

四诊： 2002年7月2日。

末次月经2001年9月28日。近期基础体温呈典型上升趋势。纳可，二便调。

舌黯，苔黄，脉沉弦滑。

> **处方：** 阿胶12g，何首乌10g，续断12g，地骨皮10g，益母草10g，远志5g，墨旱莲12g，荷叶10g，柴胡3g，白芍10g，百合12g，香附10g。7剂。

基础体温（图3）提示，基础体温已上升5天，提示已排卵。患者自就诊以来，脉多沉弦，肝郁血虚之证始终存在，四诊治法养血疏肝。

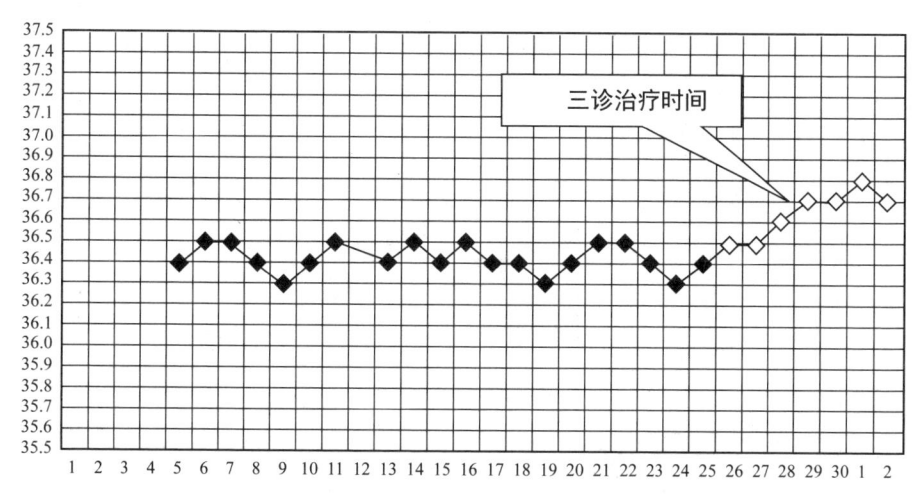

图3　2002年6月5日至7月2日基础体温

五诊： 2002年7月9日。

末次月经2001年9月28日。现基础体温（图4）呈典型上升。纳可，二便调。

舌肥黯，脉细滑。

处方： 车前子10g，红花10g，丹参10g，益母草10g，北沙参30g，泽兰10g，杏仁10g，川贝母10g，川楝子6g，玉竹10g，郁金10g，陈皮10g。7剂。

基础体温（图4）提示，四诊药后基础体温持续上升12天，现有下降趋势，月经将至。五诊方因势利导，药用红花、丹参、益母草、泽兰、郁金等活血通经。

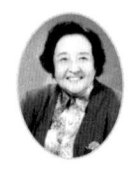

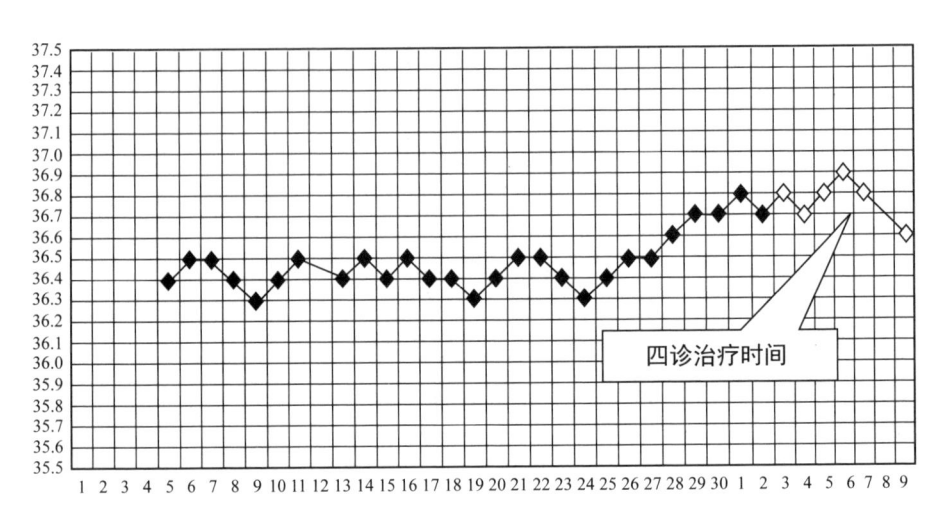

图4 2002年6月5日至7月9日基础体温

六诊：2002年7月16日。

末次月经2002年7月11日，持续至今，经量中。经前基础体温呈不典型双相。现阴道少量出血。纳可，二便调。

舌淡红，苔薄黄，脉沉滑。

处方：女贞子20g，北沙参20g，当归10g，枳壳10g，玉竹10g，车前子10g，益母草6g，白芍12g，荷叶10g，黄芩10g，覆盆子15g，续断15g，香附10g。14剂。

基础体温（图5）提示，五诊药后基础体温下降，月经来潮。现值经期第6天，经血将净。现脉已无弦象，提示肝郁之证改善。六诊治法改以养血温肾。六诊方续以女贞子、北沙参等补

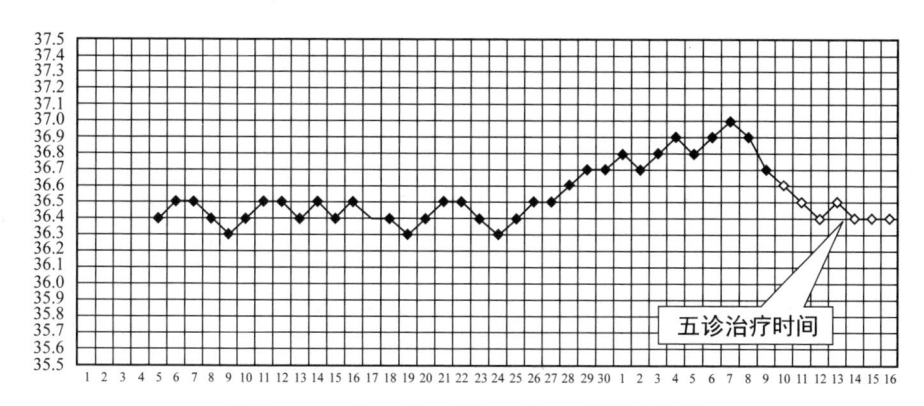

养阴血，培护冲任；以覆盆子、续断温肾。

图5　2002年6月5日至7月16日基础体温

六诊方中益母草之用法，为柴师之特色用药经验。

益母草味辛、苦，性微寒，归心、肝、膀胱经，有活血调经、利水消肿、清热解毒之效，《本草正》云其"善调女人胎产诸证，固有益母之号"。柴师经验，益母草多用，可活血化瘀，用量10g为宜；益母草少用，可养血，用量以6g为宜；经前有瘀、有热，益母草宜多用，用量以10g为宜；经期尤以经后期，益母草宜少用，用量6g即可。此方，柴师以益母草6g以养血，用于患者月经后期。

七诊： 2002年7月30日。

末次月经2002年7月11日。经前基础体温呈不典型双相，现单相平稳。二便调。

舌黯红，脉沉弦滑。

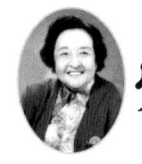

处方：柴胡 3g，车前子 10g，茜草 10g，细辛 3g，桃仁 10g，续断 12g，乌药 10g，路路通 10g，夏枯草 12g，三棱 10g，巴戟天 6g，川芎 5g。14 剂。

以补养阴血治法治疗又近 2 周。现基础体温（图 6）处低温相。七诊再以温肾活血通络之法尝试促排卵。药用乌药、巴戟天温肾助阳，细辛、三棱、路路通、车前子、夏枯草等温散、活血、通利、软坚。

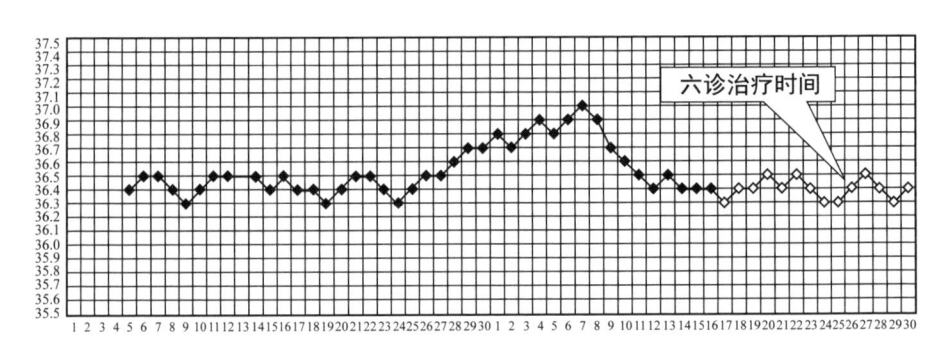

图 6　2002 年 6 月 5 日至 7 月 30 日基础体温

八诊：2002 年 8 月 13 日。

末次月经 2002 年 7 月 11 日。现基础体温单相波动。带下量少，多梦。纳可，二便调。

舌绛，脉沉滑。

> **处方**：北沙参30g，天冬10g，莲子心3g，合欢皮10g，女贞子15g，白芍10g，茯苓10g，远志5g，竹叶10g，百合15g，地骨皮10g，黄连2g。14剂。

七诊药后基础体温波动无典型上升，结合带下量少、多梦、舌绛等证候，考虑阴血尚不足，并阴虚内热。此时鼓动血海、促进排卵或为时尚早。治法仍以养阴清热为宜，药用北沙参、天冬、女贞子、白芍、百合养阴；莲子心、竹叶、黄连、地骨皮清热；合欢皮、远志解郁安神。

九诊：2002年8月27日。

末次月经2002年7月11日。基础体温近日呈下降趋势。带下量增多，多梦症状减轻。

舌嫩黯，脉细滑。

> **处方**：何首乌10g，细辛2g，桃仁10g，川楝子6g，菟丝子20g，香附10g，巴戟天5g，当归12g，远志5g，茯苓12g，夏枯草12g，荷叶10g，熟地黄10g。7剂。

八诊药后带下量增多、多梦症状改善，舌由绛转为嫩黯，

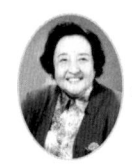

提示阴虚内热症状缓解。九诊方在药用何首乌、当归、熟地黄养阴血基础上，加用菟丝子、巴戟天温肾；加用细辛、夏枯草温通散结，以期促进卵子排出。

十诊： 2002年9月3日。

末次月经2002年7月11日。现基础体温上升4天。近日头痛。

舌黯，脉细滑。

> **处方：** 柴胡5g，栀子3g，荷叶12g，陈皮10g，续断20g，杜仲10g，菟丝子15g，枸杞子15g，当归10g，墨旱莲12g，益母草10g。10剂。

九诊药后基础体温典型上升，提示已排卵。十诊治法继续温肾养血清热。现值经前，此诊方再用益母草，目的与用量较六诊不同，意在化瘀通经，用量10g。

十一诊： 2002年9月16日。

末次月经2002年9月12日。经前基础体温呈典型双相。纳可，二便调。

舌嫩黯，脉沉弦滑。

> **处方**：瓜蒌20g，墨旱莲12g，黑芝麻12g，白芍10g，熟地黄10g，石斛10g，钩藤12g，泽泻10g，女贞子20g，菟丝子12g，鸡内金10g，百合10g。7剂。

十诊药后于9月12日月经再次来潮。

此后数诊继续依以上辨证思辨治法调治。患者之后分别于10月31日、12月24日月经来潮，周期40~60天一行，经前基础体温双相，排卵恢复。

【按语】

柴师认为：中医妇科临证，亦应结合现代基础体温测试手段的应用。通过观察基础体温，可了解女性月经生理病理改变的信息，有助于医者辨证、判断疗效、调整治法。基础体温是中医传统"望、闻、问、切"方法之外的重要诊断手段。中医学虽以四诊合参为本，亦当吸收现代医学的科学检测手段，二者兼容并蓄，并积极用于临床。

基础体温，指女性在每天睡足5~8小时，醒后未起床时在基础状态所测得的体温。基础体温的产生机制，古人不曾论及。"有诸内必形诸外"。可以推理，基础体温的

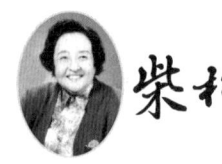

变化与女性体内阴阳气血之变化密不可分，尤其与月经周期中"肾气、天癸、冲任、胞宫"生殖轴诸环节之阴阳消长、转化及气血活动密切相关，如《灵枢·决气》云："何谓气……上焦开发，宣五谷味，熏肤充身泽毛，若雾露之溉，是谓气。"基础体温之变化，在一定程度上可以反映月经周期中的生理、病理变化，提示血海是否充实、肾气是否旺盛等多种信息。

柴师临证，尤治闭经、不孕及崩漏等症时，坚持将患者脉、症之四诊结果与基础体温情况相互佐证，综合辨证，指导用药，形成独到经验。

基础体温持续单相，脉沉细、无滑象，症见月经量少、心慌、失眠，提示除血海不足，亦有心脾不足之证。此时治法当以养血补心气填精为主，常用药物熟地黄、女贞子、枸杞子、白芍、阿胶、浮小麦、丹参、何首乌等。此阶段若急于施温肾助阳之法，破血行血，有急功近利之嫌。

基础体温单相，脉呈滑象，则考虑血海尚充，可适时行温肾助阳，活血通络之法，填充血海、补益肾气，常可达促排卵之效。常用药物巴戟天、肉桂、蛇床子、乌药等。

基础体温已上升，提示患者已排卵。此时治法则以温肾固冲为主,常用药物墨旱莲、覆盆子、杜仲、菟丝子等。

基础体温已至高温相,随后有下降趋势,而此时患者在避孕中,则应因势利导,在辨证基础上,施以活血通经之法,常用药物川芎、益母草、当归、香附、苏木等。

针对本案多囊卵巢致闭经一症,柴师先以疏肝养血,补肾调经之法填充血海;再以温肾助阳,活血通络之法促进卵子排出;月经来潮后又以养血温肾之法补养阴血,培护冲任。诸诊之间治法、方药转换,无不是以脉、症为本,以基础体温为辅助,综合辨证思辨之结果。

柴师经验撷菁

本案中,以下诸药相互配伍之用药经验,是余之特色用药配伍。

(1) 杜仲与当归相配:杜仲味甘、微辛,性温,入肾经气分,补肝肾,补而不滞;当归味辛甘、微苦,性温,入心、肝、脾经,补血活血,性动而主走下。闭经并基础体温持续单相,可二者同用。杜仲温肾走下,当归补血活血,以期改善卵巢功能。

(2) 当归与熟地黄相配:当归补血其性动,熟地黄补

45

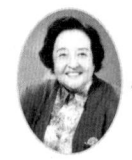

血其性静。当归生新血而补血，熟地黄滋阴精而养血。对于阴血不足，冲任亏虚所致卵巢功能不足之患者，二药共用，动中有静，静中有动，长短互补，相得益彰。

（3）熟地黄与女贞子相配：熟地黄性甘微温，入肝、肾经，能补血生精，滋肾养肝，为最常用滋阴补血药，但质量滋腻；女贞子味甘苦，性平，养阴益精，平补肝肾，其性平和，补阴而不腻滞，但滋阴之力不如熟地黄。对于子宫内膜薄之闭经患者，余喜用熟地黄、女贞子共同补肾养阴，培育冲脉，以助内膜生长。恐熟地黄过于滋腻，又时常佐用少量陈皮理气行滞。

（4）续断与黄柏相配：续断性微温，入肾经血分，有补肝肾、行血脉之功效；黄柏性寒，坚肾益阴，清泻相火，常配合补肾药用于清阴虚阳亢所致之虚火。二者同用，一温一寒，共奏补肝肾、泻肾火之功。

（5）柴胡与川芎相配：柴胡芳香疏泄，可升可散；川芎辛散温通，活血走下。二药合用，一上一下，相辅相成，同奏调理气血之功。余单用柴胡、川芎的临床用量均不超过6g，二药合用时，则根据患者月经周期以及相关病证，有不同侧重。如侧重走下，重用川芎，反之多用柴胡。

（6）肉桂与熟地黄相配：对于卵巢功能衰退性之闭经，

余喜用肉桂3g配熟地黄10g入药。肉桂味辛甘，性大热，为纯阳之品，能补命门之火，纳气归肾，引火归元；熟地黄补血生精，滋阴养血。二药合用，在熟地黄养阴血基础上，辅少量肉桂，给血以动力，鼓动血海，可谓阴中有阳，阳中有阴，补而不滞。

案2

邵某，女，19岁，学生。初诊日期：2004年3月19日。

【主诉】

闭经9个月。

【病史与现状】

患者既往月经周期30日一行，经期4～5天，经量中。末次月经2003年7月。自2003年7月开始以节食并结合运动（跑步为主）方式减肥，2个月内体重减轻15kg。减肥后即现闭经，至今未潮已9个月。现面色不泽，纳可，带下少，二便调。

舌淡黯，脉细滑。体胖，身高1.61m，减肥前体重89.5kg，现体重74.5kg。

2004年1月30日激素水平检查，E_2为27.19pg/ml，FSH为7.40mU/ml，LH为3.90mU/ml，PRL为11.10ng/ml，T为87.00ng/dl，P为0.90 ng/ml。

【辨证】

肝肾阴亏血虚。

【立法】

养肝健脾，益肾调经。

【病证分析】

患者现闭经9个月余，睾酮测定，T为87.00ng/dl，西医诊断多囊卵巢综合征，中医诊断闭经。

经由问诊可知，患者闭经9个月余，似与因内分泌功能失调致肥胖，而后再以节食、运动方式减肥过度密切相关。食不足入，气血乏源致气血不足；运动过度，过劳伤筋，筋为肝主，筋伤致肝血不足；运动多汗，伤及津液，津血同源，津亏亦致血亏。诸因素叠加，终致血海无继，月事不来。根据病因，结合舌淡黯、脉细滑之象，辨证为肝肾阴亏血虚，治法养肝健脾，益肾调经。

> **处方**：阿胶 12g，菟丝子 12g，川芎 5g，枳壳 10g，杜仲 10g，月季花 6g，鸡内金 10g，当归 10g，茯苓 12g，泽兰 10g，何首乌 10g。14 剂。

首诊方以阿胶为君养阴血。阿胶味甘，性平，为滋阴补血之要药。以当归、何首乌为臣，助君药滋养阴血。以鸡内金、枳壳、茯苓、杜仲、菟丝子、泽兰、川芎众药为佐。鸡内金、枳壳理气化浊行滞；茯苓健脾益气，恢复脾胃功能，化生气血；杜仲、菟丝子温肾助阳，鼓动肾气；泽兰、川芎理血脉，填补阴血之不足。全方补而不滞，静中有动，重在养阴血，兼行健脾益气，温补肾气，理血脉，多效共举。

二诊：2004 年 4 月 2 日。

基础体温呈单相。面色萎黄，带下量少，二便调。舌肥少苔，脉沉滑。

> **处方**：枸杞子 15g，北沙参 15g，熟地黄 10g，鸡内金 10g，女贞子 20g，泽兰 10g，柴胡 5g，月季花 6g，苏木 10g，续断 15g，桃仁 10g，阿胶 12g。14 剂。

二诊辨证同前。首诊养阴血治法不变，加枸杞子、熟地黄、女贞子滋补肝肾。

三诊： 2004年4月16日。

基础体温呈单相。纳可，二便调。

舌黯淡，脉细滑。

处方： 北沙参20g，太子参15g，熟地黄10g，川芎5g，枸杞子12g，杜仲10g，草乌6g，紫河车10g，何首乌10g，黄精10g，砂仁6g，续断20g。20剂。

三诊治法同前两诊。方中加草乌。草乌辛温香窜，上走脾肺，下达肾与膀胱，用之理气温肾，温动冲任气血。

四诊： 2004年4月30日。

末次月经2004年4月24日，经期4天，经前基础体温呈不典型双相。现带下少，二便调。

舌黯红，脉细滑。

处方：北沙参20g，玉竹10g，郁金6g，丹参10g，墨旱莲12g，何首乌10g，黄精10g，枸杞子12g，牡丹皮10g，百合10g，白芍10g，香附10g。20剂。

经治三诊，患者于2004年4月24日月经来潮，经前基础体温呈不典型双相，提示排卵恢复。以后数诊治法皆滋肾养阴。后随访，患者分别于2004年5月23日、6月24日月经来潮，经前基础体温双相。

柴师经验撷菁

针对多囊卵巢综合征肥胖症患者的治疗，余之经验为：

（1）从肺而治，加强肺的气化功能：肥胖人多湿，气机正常运化，则水湿自可消散。肺为华盖，主一身之气，通调水道，下输膀胱，为水之上源。肺之宣降功能正常，水道自可通调，否则，就会出现水湿内停的病理改变，进而表现为外在的肥胖。余临床治疗多囊卵巢综合征肥胖之症，行祛湿之法，常选用川贝母、桔梗、杏仁等药入肺经，从肺而治，调理肺气，以加强肺的气化功能。

（2）从肾而治：肥胖的女性，尤以肥胖同时又有月经不调之症的年轻女性，更应重视对肾之功能的维护。《素问·上古天真论》云："女子……七七任脉虚，太冲脉衰少，天癸竭，地道不通，故形坏而无子也。"从正常生理变化规律来看，女子逾50岁，由于雌激素水平下降，脂肪重新分布，体重开始增加而出现"形坏"之象。此处之"形坏"，可通俗理解为一般意义之声音、体态之改变，包括可能出现的肥胖。"形坏"这种生理现象的出现，从根源论，皆因对这类肥胖症的治疗，当从根本调理，从肾而治，单纯用消导法，如以二陈汤、导痰丸等燥湿化痰，是不够全面的。

（3）血分药的应用。临床中肥胖患者月经不调多表现为月经量少、月经后错或闭经，治疗时血分药的选择应注意：①用药时机。月经量少者，宜在月经后半期加用血分药，以免影响月经周期；月经后错或闭经者，则可随时使用血分药。②不宜选用有敛性之品，以免湿邪留滞。应以有散性之药物为用。赤芍有敛性，恐其影响阴液排泄，不宜用；泽兰活血的同时又除胃肠之滞，可用。

案 3

王某，女，23岁，未婚。初诊日期：2004年11月16日。

【主诉】

月经稀发9年，现闭经4个月。

【病史与现状】

患者13岁月经初潮，既往月经周期40天一行，经期4天，经量中。14岁起赴外地上学后始现月经稀发，2～3个月一行，渐至闭经。曾间断口服黄体酮治疗2年，有撤退性出血，停药即闭经。2004年5月诊断多囊卵巢综合征，服用达因35治疗1个月，于7月月经来潮，以后停药再闭经。现闭经4个月，纳可，眠欠安，大便干。

舌黯红，脉细滑。体毛重。

2004年10月14日激素水平检查，FSH为10.10mU/ml，LH为19.30mU/ml，PRL为10.10ng/ml，T为187.00ng/dl，E_2为125.00pg/ml，P为1.64ng/ml。

【辨证】

肝郁气滞，血海不足。

【立法】

疏肝解郁，养血调经。

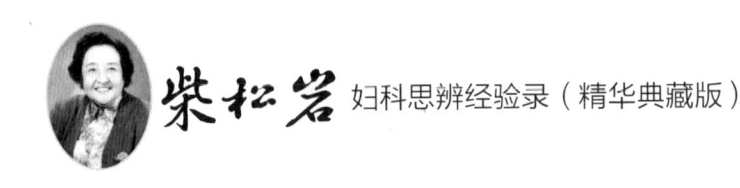

【病证分析】

患者月经稀发9年，现闭经4个月，体毛重，曾查睾酮（T）：187ng/dl，西医诊断多囊卵巢综合征，中医诊断闭经。

经与患者交谈得知，患者月经初潮后周期尚规律，赴外地读书后，始现月经稀发并渐至闭经。分析病因，与患者所处的情绪状态有关。独自一人在外，年龄尚小，生活能力欠缺，以往的规律生活被改变，应对无暇而变生焦虑；同时，学习的压力、对家人的思念的情绪困扰，致其长期处于精神紧张的状态。种种情志因素致肝气不疏，肝郁气滞，血行不畅，任脉不通，致月经稀发甚至闭经；肝郁化火，耗伤阴血，又致血海不足，无血以下而成经闭。结合大便干，舌黯红，脉细滑，辨证为肝郁气滞，血海不足，治法疏肝解郁，养血调经。

处方：首乌藤15g，当归10g，川芎5g，月季花6g，续断20g，细辛3g，远志6g，茜草10g，桃仁10g，阿胶12g，枳壳10g，红花6g，桑寄生20g，合欢皮10g。14剂。

目前，患者眠欠安症状较重，施以养心安神之法。考虑目前存在肝郁、血瘀、任脉不通多种病机，药用首乌藤、合欢皮、远志养心安神。同时，首乌藤兼具通络、远志兼具解郁、合欢皮兼具活血之效。针对闭经之症，施补肾养血之法，药用续断、桑寄生、当归、阿胶；患者舌黯，为瘀滞之象，施活血调经之法，药用桃仁、红花、茜草、川芎。同时，再以细辛温经通络，月季花疏肝活血，枳壳理气导滞。

二诊：2005年1月7日。

基础体温单相，呈上升趋势。2004年12月底至2005年1月4日期间带下量多，自2004年12月起右乳胀感不适。睡眠情况明显改善，二便调。

舌暗，脉细滑。

处方：北沙参15g，菊花10g，茜草6g，细辛2g，杜仲10g，女贞子15g，乌药6g，菟丝子10g，当归10g，茯苓10g，桔梗10g，夏枯草10g。14剂。

首诊药后带下增多、乳胀、基础体温呈上升趋势，均提示肾气已有恢复，血海不足之证改善。二诊治法在养阴血基础上，辅温肾助阳，化瘀通络之法。药用北沙参、女贞子、当归养阴血；在首诊方药用细辛温经通络基础上，加用杜仲、乌药、菟丝子温肾助阳，乘势加强温肾通经之力；药用茜草化瘀通经；药用菊花、夏枯草清肝热。

三诊： 2005 年 2 月 1 日。

末次月经 2005 年 1 月 21 日。经量少，经前基础体温呈双相。舌黯红，脉细滑。

> **处方：** 何首乌 10g，阿胶 12g，续断 20g，桑寄生 20g，女贞子 15g，月季花 5g，茯苓 12g，巴戟天 3g，甘草 6g，鸡内金 6g，百合 12g。14 剂。

二诊药后月经来潮，排卵恢复。三诊时值月经周期第 10 天，治法以补养阴血为主，辅温肾助阳。以后随访患者，月经恢复至 1 月一行，经前基础体温双相。

【按语】

心理因素与多囊卵巢综合征发病关系密切。一项研究结果表明，67.53% 的多囊卵巢综合征患者发病与精神、心理因素有关，如发病前存在工作压力大、生活紧张、遭遇应激事件、心情抑郁等生活状态。多囊卵巢综合征患者人格因素中神经质评分较高，表明患者存在焦虑、紧张、易怒、抑郁、情绪不稳定、对各种刺激易感以及环境适应能力差等人格特征。

本案患者发病史中存在情志发病因素。治法养心安神,首先考虑调整体内环境,安定神志,之后再行补养阴血,温肾活血之法治疗。治疗2个月后患者月经来潮,以后复至1个月一行,经前基础体温双相。

案4

王某,女,30岁,已婚。初诊日期:2008年6月24日。

【主诉】

闭经8年。

【病史与现状】

患者12岁月经初潮,既往月经1月一行,经期5日,经量中。2000年11月曾行人工流产术,术后再次清宫,此后月经未潮。2001年诊断多囊卵巢综合征,间断服用达因35治疗。现闭经8年,体胖,时感头痛,畏寒。纳可,二便调。

2001年激素水平检查,LH为21.60mU/ml,FSH为5.00mU/ml,T为224.00ng/dl,E_2为124.90pg/ml。

2008年6月激素水平检查,LH为18.55mU/ml,FSH为4.50mU/ml,T为180.00ng/dl,E_2为152.13pg/ml。B超检查,

双侧卵巢呈多囊样改变。

舌嫩红，苔白，脉细滑。

【辨证】

脾肾不足，湿热壅阻。

【立法】

补肾健脾、清利湿热。

【病证分析】

患者闭经8年，睾酮（T）异常，B超检查提示双侧卵巢呈多囊样改变，西医诊断多囊卵巢综合征，中医诊断闭经。

患者闭经发生在人工流产不全再次清宫后。人工流产加之二次清宫，肾精耗损，精血匮乏，源竭流断，血海无以下而成闭经；首诊辨舌嫩红，苔白，脉细滑，提示在肾虚同时尚有脾气不足湿热阻滞之证。经问诊又知，患者人工流产术后曾长期、大量食用乌鸡汤等食物进补。过度进补，伤及脾气；脾虚运化不利，水湿内停，湿郁日久化热。湿浊阻络，阳气不能外达，故见畏寒；湿热壅滞阻塞脉络，上蒙清窍，清阳不展，则有头痛如裹之症出现。首诊辨证脾肾不足，湿热壅阻，治法补肾健脾、清利湿热。

> **处方**：旋覆花10g，杏仁10g，知母6g，桃仁10g，续断15g，女贞子15g，莱菔子15g，萆薢10g，生甘草5g，香附10g，合欢皮10g。20剂。

首诊方以旋覆花为君。旋覆花味苦、辛、咸，性微温，归肺、胃、大肠经，苦降辛散，咸以软坚化浊，温以宣通壅滞，化湿同时又可通经。以杏仁、莱菔子、萆薢为臣，辅助君药调理气机，行气化湿。佐知母、桃仁、续断、香附、合欢皮、女贞子补肝肾益精血；佐知母滋阴清热；佐桃仁、香附活血理气通经脉；佐合欢皮养心安神缓急迫兼活血。以生甘草为使，清热同时，调和诸药。全方重在祛湿化浊，亦不忘补肾活血。

二诊：2008年11月11日。

患者药后月经即恢复一月一行。初起2个月经量中，经期5日。近2个月经量减少。末次月经2008年10月5日。头痛症状明显改善。

舌嫩黯，脉细滑无力。

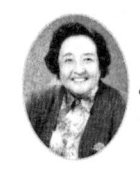

处方：太子参 12g，阿胶 12g，枸杞子 12g，续断 15g，杜仲 10g，女贞子 12g，山萸肉 10g，桃仁 10g，茯苓 10g，淫羊藿 5g，川芎 5g，合欢皮 10g。20 剂。

患者首诊药后即月经恢复，治法得当。二诊舌红、苔白证候消失，头痛改善，提示湿热已解。又见月经量少，舌黯、脉无力，提示在原有脾肾不足病机之象基础上，有血瘀病机。当前辨证脾肾不足兼有血瘀，治法健脾补肾，活血化瘀。

二诊方以太子参、茯苓健脾益气；阿胶、枸杞子、女贞子、山萸肉补养阴血；淫羊藿、续断、杜仲温肾助阳；桃仁、川芎活血通经；合欢皮养心安神，缓急迫。二诊治法重在调理阴阳，兼行活血之效，以期阴阳平衡，经血调达。

【按语】

闭经之证，有虚有实。虚证为本，实证为标。标、本谁治为先，或标本同治，柴师在治疗类似虚实夹杂闭经之时，常分层次、有侧重进行。对月经病而言，有时虽非急症，亦当以治标为先，再治其标本。

本案闭经之证，首诊辨证脾肾不足，湿热壅阻。脾肾不足为虚、为本，湿热壅阻为实、为标，乃虚实夹杂之证。虽脾肾不足存在于先，湿热壅阻形成于后，治疗重点仍当以清利有形之湿热治标为先，此法柴师形象喻之为"先去外衣"。

何谓"先去外衣"？柴师释云：病机之根本在于脾肾不足，治法健脾补肾。然现脾肾不足与湿热壅阻纠缠，湿热之证有如"外衣裹覆"，外邪不解，有碍滋养之法施用。治疗时若先着重健脾，便有燥热伤阴之嫌；若先着重滋补肝肾，则有滋腻碍胃，加重湿邪壅阻之弊。故治疗定需首先考虑去湿热壅阻之"外衣"。

首诊治法以清热利湿理气化浊为重，药用旋覆花、杏仁、莱菔子、萆薢、知母、甘草，去湿热之"外衣"；同时亦辅补肝肾之法，药力相对较轻，仅选用续断、女贞子两味。续断补肝肾同时其走下之性，补而不守；女贞子补而不腻，且性偏寒凉，兼有清热之功。即便行补，亦考虑不致湿热逾重。同时，佐桃仁、香附、合欢皮活血理气、养心安神。

患者首诊药后即月经恢复1月一行，头痛症状改善，舌红、苔白之象消失，提示湿热之邪基本消退。二诊舌

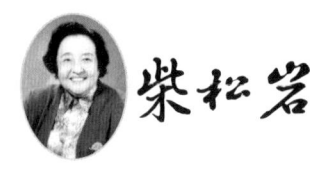

> 象嫩黯，脉呈细滑无力之状，脾肾不足之证矛盾凸显，治法重点转以健脾补肾、养血填冲。药用太子参、茯苓、阿胶、枸杞子、续断、杜仲、女贞子、山萸肉、仙灵脾多味，仅保留一味萆薢续清余邪。

案 5

赵某，女，23岁，未婚。初诊日期：2007年9月4日。

【主诉】

闭经3年。

【病史与现状】

患者12岁初潮，既往月经周期30～40天一行，经期5天，经量中。自诉于2004年6月高考期间因学习紧张、压力大出现闭经。2007年1月B超检查提示双侧卵巢呈多囊样改变，诊断多囊卵巢综合征。2007年2月口服妈富隆治疗1个月，药后有阴道出血。现停药5个月，无月经来潮。大便时稀。

舌肥黯，脉细滑无力。

【辨证】

肝郁肾虚。

【立法】

疏肝解郁，补肾活血。

章二 月经病

【病证分析】

患者闭经3年，B超检查提示双侧卵巢呈多囊样改变，西医诊断多囊卵巢综合征，中医诊断闭经。

患者既往月经规律。从病史看，闭经发生在学习压力大、精神过度紧张这段时间。肝主疏泄，肝郁气滞，气机壅塞，冲任瘀滞不通而成经闭；忧思、多虑，日久伤脾，气血乏源，血海不足，亦致月事不来；脾虚运化不利，故见大便时稀；舌肥黯，脉细滑无力亦为肝郁肾虚兼有脾虚之象。辨证肝郁肾虚，治法疏肝补肾活血调经。现脉有滑象，提示血海尚未枯竭，及时治疗，或预后尚好。

> **处方**：北沙参20g，钩藤10g，丹参10g，郁金6g，当归10g，川芎5g，茯苓10g，白梅花10g，百部10g，枳壳10g，杜仲10g。20剂。

首诊方以北沙参为君，养肺阴以滋肾水。以钩藤、郁金、白梅花为臣，清热平肝、行气解郁。以杜仲、茯苓、丹参、当归、川芎、百部、枳壳为佐，杜仲温补肝肾，茯苓健脾益气，丹参、当归、川芎活血调经，百部辅佐君药加强润肺之功，枳壳理气宽中。全方重在疏肝解郁、活血调经。

二诊： 2007 年 9 月 28 日。

基础体温呈单相波动状态。

舌黯，脉沉细。

> **处方：** 车前子 10g，茜草 12g，当归 10g，川芎 5g，泽兰 10g，月季花 6g，路路通 10g，菟丝子 20g，苏木 10g，牛膝 10g，延胡索 10g，蛇床子 5g。30 剂。

首诊药后基础体温波动，提示仍未排卵；舌黯、脉沉，提示血瘀肾虚。二诊治法侧重活血温肾，方中重用茜草、当归、川芎、泽兰、月季花、路路通、苏木、牛膝、延胡索活血化瘀；菟丝子、蛇床子温肾助阳。

三诊： 2007 年 10 月 13 日。

末次月经 2007 年 10 月 5 日，经前基础体温呈不典型双相。二便调。

舌苔白，脉细滑无力。

处方：柴胡 5g，荷叶 10g，女贞子 12g，丹参 10g，薏苡仁 20g，木香 3g，杜仲 10g，钩藤 10g，郁金 6g，阿胶 12g，香附 10g。20 剂。

二诊药后排卵，月经来潮。治法续以疏肝补肾活血治疗。见苔白，加薏苡仁、荷叶利湿化浊健脾。

四诊： 2008 年 4 月 8 日。

患者诉，药后月经二月一行，末次月经 2008 年 3 月 17 日，末前次月经 2008 年 1 月 19 日，经前基础体温均呈不典型双相。舌淡，脉细滑。

处方：阿胶 12g，女贞子 12g，地骨皮 10g，郁金 6g，玫瑰花 5g，当归 10g，茜草 12g，莱菔子 10g，桃仁 10g，浮小麦 15g，杜仲 10g，川芎 5g。30 剂。

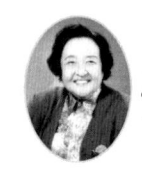

【按语】

参见舌脉，结合证候，柴师认为，多囊卵巢综合征主要病机为脾肾不足，湿浊阻滞下焦，治法健脾温肾利湿化浊。健脾利湿常药用茯苓、白术、冬瓜皮、荷叶。而对湿蕴化热者，柴师认为，利湿选用冬瓜皮、荷叶较茯苓、白术更适宜，前者在利湿的同时又有清解之效。补肾药选择枸杞子、女贞子、墨旱莲、熟地黄等时，需考虑其滋腻之性久服易留湿邪，对已辨证脾肾阳虚挟湿者不宜用；可用杜仲、菟丝子、续断、蛇床子，补而不腻，不留湿邪。

多囊卵巢综合征合并肥胖症者，柴师认为这种肥胖与脾之运化不利、肾之气化不利，以及由此而形成的湿浊内蕴密切相关。脾肾阳虚为本，湿浊蕴结为标，治疗宜标本同治。健脾温肾用药同前所述，利湿药可选用薏苡仁、猪苓、泽泻、车前子。合并便秘者，可选用肉苁蓉、郁李仁润肠通便，肉苁蓉通便同时可温补脾肾，郁李仁通便同时可疏肝解郁。瓜蒌有养阴之用，阳虚有湿者不宜用。熟军苦寒直折阳气亦不宜用。

柴师经验撷菁

（1）多囊卵巢综合征患者无论症状如何，或月经稀发、闭经，或出血，或肥胖，或多毛、痤疮等，脉象多表现为沉滑或沉细滑。沉脉乃病在里；有细滑之象，提示血海未竭，湿浊壅阻。综合辨证，提示乃久病、病深、有痰湿结聚之证也。

（2）多囊卵巢综合征患者之舌象，多呈肥、黯、嫩，苔薄白腻。舌肥、嫩为气虚之象；舌黯提示有瘀，舌苔白腻提示有湿；少苔亦为慢性病患者气阴不足之象。

3. 卵巢早衰致闭经验案四则

案1

谢某，女，38岁，已婚。初诊日期：2008年7月1日。

【主诉】

闭经1年半。

【病史与现状】

患者13岁月经初潮，周期规律，一月一行。婚后顺产一胎。2005年因工作压力大，月经周期后错至稀发，每2～6个月一行。2007年8月某医院就诊，诊断卵巢早衰。曾予激

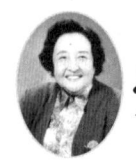

素替代治疗，后因乳腺增生，现已停止治疗5个月。末次月经2007年1月。2008年5月28日阴道出现少许褐色分泌物，持续3天。伴烦躁、健忘、多梦易醒等症。纳可，二便调。

2007年8月激素水平检查，FSH为79.20mU/ml，LH为46.30mU/ml，E_2为20.70pg/ml。

舌嫩红，唇周色黯，脉细滑。

【辨证】

脾肾不足，肝郁血虚。

【立法】

健脾补肾，疏肝养血。

【病证分析】

患者闭经1年半，曾查FSH为79.2mU/ml，E_2为20.7pg/ml，西医诊断卵巢早衰，中医诊断闭经。

患者自诉平素性情急躁，工作压力较大。情志不舒，肝失疏泄，气机郁结，郁久化火，暗耗阴血，阴血不足，不能荣肾填精，滋润冲任，下养胞宫胞脉；肝失条达，影响中焦升降纳运之功，精微不生，气虚血亏，不能下注养胞，胞宫胞脉失养，肾精生化乏源，肾气无所化，天癸无所养，冲任不足，经血亏乏，遂至经水早断。肝气不疏，故见烦躁；血虚心神失养，故见健忘、眠欠安；唇周色黯提示脾虚有瘀；舌嫩红、脉细滑亦

章二 月经病

为脾肾不足、血虚之象。辨证为脾肾不足，肝郁血虚，治法健脾补肾，疏肝养血。

> **处方**：太子参 15g，菟丝子 15g，当归 10g，冬瓜皮 20g，合欢皮 20g，阿胶 12g，白梅花 6g，丹参 10g，蛇床子 3g，鸡内金 6g，炒蒲黄 10g，郁金 6g。20 剂。

首诊方以太子参、菟丝子为君。太子参健脾益气，菟丝子温补肝肾。以冬瓜皮、蛇床子、当归、阿胶为臣。冬瓜皮辅助太子参健脾；蛇床子辅助菟丝子温肾；当归、阿胶养血。以白梅花、郁金、丹参、炒蒲黄、鸡内金为佐。白梅花、郁金疏肝理气；丹参、炒蒲黄入血分活血化瘀；鸡内金消食化滞。全方多效并举，健脾补肾，疏肝理气，活血化瘀。

二诊：2008 年 11 月 4 日。

患者服药 1 个月后基础体温上升，提示有排卵。基础体温上升 1 周后停药，观察月经来潮。体温持续高温 20 天时，月经未至，查尿 hCG（酶免法）阳性，证实早孕。患者放弃妊娠，于 2008 年 9 月 8 日行人工流产术，术后月经至今未潮。

舌淡黯红，苔薄白，唇周色黯减轻，脉细滑。

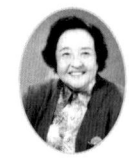

> **处方**：首乌藤 15g，黄精 10g，当归 10g，炙甘草 6g，阿胶 12g，川芎 5g，鸡内金 15g，女贞子 15g，茯苓 10g，郁金 6g，续断 20g，杜仲 10g。7 剂。

依健脾补肾，疏肝养血之法治疗 1 个月，患者即有基础体温上升，治疗 2 个月 hCG 证实早孕，提示卵巢功能已有恢复。以后数诊治疗仍依此法为继，巩固疗效。现患者人工流产术后阴血重伤，二诊方药用黄精、当归、阿胶、女贞子调养阴血，以补血海亏失。

【按语】

本案患者舌嫩红、脉细滑，失眠健忘，闭经，中医证候均表现为脾肾不足。经临证问诊发现，患者曾一度工作压力过大、精神高度紧张，是月经稀发而后闭经的诱因。病因起于情志不舒，证在肝郁。若治疗仅考虑温补脾肾，活血通经，忽视肝郁病机之存在，肝郁不解，木克脾土，脾肾不足之病机将始终持续。正如《本草衍义》："夫人之生以气血为本，人之病未有不先伤其气血者……思虑过当，多致劳损……女则月水先闭。"治疗在行健脾

章二 月经病

> 补肾之法同时,针对病因,药用白梅花、郁金,治以疏肝郁、清肝热之法。

案 2

唐某,女,32 岁,已婚。初诊日期:2005 年 4 月 1 日。

【主诉】

闭经 2 年。

【病史与现状】

患者 13 岁月经初潮,周期规律,30 天一行,经期 7 天,经量中。末次月经 2002 年 10 月。自诉 2 年前因学习紧张致精神抑郁,逐渐闭经至今。2002 年 10 月至 2004 年 5 月曾服用黄体酮,初起有撤退性出血,服药 3 个月后无撤退性出血。2004 年 5 月至 2005 年 3 月间断激素代替治疗,间断有无排卵性月经恢复。末次月经 2005 年 3 月 31 日(人工周期后)。潮热汗出,带下量中,性欲淡,烦躁,眠欠安,大便正常。

患者 1996－1998 年行人工流产 3 次,1998－2001 年间行药物流产 2 次。

舌绛红,苔黄薄,脉细滑。

2004 年 11 月 7 日激素水平检查,E_2 为 0.00pg/ml,FSH 为 70.00mU/ml,LH 为 22.00 mU/ml,PRL 为 7.40ng/ml。

【辨证】

肝肾郁热，血亏经闭。

【立法】

疏肝补肾，清热养血。

【病证分析】

患者闭经2年，现有潮热、汗出等症状，女性激素，FSH为70.00mU/ml，LH为22.00mU/ml，E_2为0.00pg/ml，西医诊断卵巢早衰，中医诊断闭经。

由问诊知，患者卵巢早衰发病与其一段时期内，因学习紧张等因素致精神抑郁有关。

长期抑郁，肝气不疏，日久成郁，肝郁生内热，热邪灼伤阴血，阴血不足，血海空虚；加之曾多次流产，耗伤阴血，无血以下致月经闭止。阴虚阳亢，故见烦躁、易怒；肝肾同源，肾阴不足，阴虚火旺，故见潮热、汗出；肾阴不足，水火不相济济，心火偏旺，心神不安，则见心慌、眠欠安。舌绛红、苔黄薄、脉细滑，亦为阴虚火旺之象。根据病因及舌、脉、症辨，证属肝肾郁热，血亏经闭，治法疏肝补肾，清热养血。

处方：北沙参30g，泽兰10g，桑寄生10g，杜仲10g，益母草10g，竹叶10g，金银花5g，生甘草5g，白梅花10g，丹参12g，苏木10g，女贞子20g。20剂。

首诊方重用女贞子为君，滋补肝肾。以北沙参、桑寄生、杜仲为臣，辅助君药补肾养阴。佐泽兰、益母草、竹叶、金银花、生甘草、白梅花、丹参、苏木诸药。竹叶、金银花、甘草清血海伏热；白梅花疏肝解郁；泽兰、益母草、丹参、苏木活血调经。全方以补肾养阴为重，兼行疏肝清热活血之法，以期达调经之效。

二诊：2005年4月19日。

基础体温单相。带下增多，二便调。

舌苔白腻，脉沉滑。

处方：柴胡5g，女贞子12g，续断20g，川芎5g，月季花6g，枳壳10g，荷叶10g，甘草5g，金银花10g，车前子10g，蛇床子5g，菟丝子20g，桃仁10g，桑寄生20g。30剂。

患者首诊药后带下较前增多，提示肾精血海亏虚略有改善，补肾养阴治法初见成效。二诊可乘阴血渐充之势，施活血化瘀之法。药用月季花、桃仁、川芎，疏通冲任气血；配以蛇床子、续断、菟丝子鼓动肾阳，补肾活血，使之疏泄而促排卵。沿用首诊方之生甘草、金银花清血海伏热。现舌苔白腻，系湿邪凝聚之象，加车前子、荷叶清热利湿。

三诊：2005年5月24日。

末次月经2005年5月22日，经量中，经色暗红。经前基础体温呈不典型双相。

舌苔黄白，脉沉细。

> **处方**：菊花12g，莲子心3g，丹参10g，泽兰10g，阿胶12g，白芍10g，当归10g，女贞子20g，肉苁蓉3g，川芎5g，玫瑰花5g，生甘草5g。30剂。

药后2个月，患者于2005年5月22日月经来潮，经前基础体温呈不典型双相，带下量增多，性欲淡较前明显改善。三诊及以后数诊治疗，续以上法巩固疗效。

章二 月经病

【按语】

本案辨证肝肾郁热，血亏经闭，系情志不舒致肝郁，卵巢储备功能下降渐至发病卵巢早衰，属中医学"七情"因素致病。

柴师临证妇科病，常强调喜、怒、悲、思、哀、恐、惊之"七情"因素，对现代女性卵巢储备功能的影响。

在现代社会，所谓"七情"致病因素对人体脏腑功能正常运转的影响程度，甚于古时，往往成为诱发现代女性疾病的诱因。

一般情况下，"七情"仅指人体对外界事物或生活环境中各种刺激、影响的精神与情志的反应。如果机体应对得当，属正常精神活动，不致产生病患。然而，现代社会人类生活节奏加快，职业女性增多，她们承受外界事物、生活环境突然改变，强烈、长期性精神刺激的频率较以往更多见，程度亦相对更强。七情内伤，致阴阳、气血失调，脏腑、经络功能紊乱，则或导致女性月经生理及生殖功能的病理改变。

情志不舒，肝失疏泄，气机郁结，郁久化火，暗耗气血，气血不足，不能荣肾填精，滋润冲任，下养胞宫胞脉；

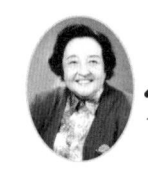

肝失条达，影响中焦升降纳运之功，纳谷运化功能低下，精微不生，气血亏虚，天癸匮源，冲脉精血枯竭，任脉气衰，胞宫胞脉失养，肾-天癸-冲任-胞宫轴不能协调一致维系正常生理功能致经血无主，血海空虚，发为卵巢早衰。正如《陈素庵妇科补解·经水不通属七情郁结方论》言："妇人……性多执拗，忧怒悲思，肺肝脾三经气血由此衰耗，惊恐伤胆及肾，抑或十之三四，肝脾主血，肺主气，肾主水，一有郁结，则诸经受伤，始起或先或后，或多或少，久则闭绝不行。"

案3

朱某，女，30岁，已婚。初诊日期：2003年3月21日。

【主诉】

闭经3个月。

【病史与现状】

患者月经初潮13岁，周期规律，23天左右一行，经期3～4天，经量中。2002年7月患风湿病，服用雷公藤总苷治疗，每次30mg，每日3次，治疗3个月。此后月经稀发，偶有月经来潮，渐至闭经。末次月经2002年12月8日，现闭经

3个月。带下量少，性欲下降，乳房萎缩，记忆力衰退，潮热，汗出，心慌，失眠，纳可，二便调。

舌淡红，少苔，脉细滑。

面色晦暗，乳房轻度萎缩，阴毛脱落。

2003年3月14日激素水平检查，E_2为30.50pg/ml，FSH为81.90mU/ml，LH为27.40mU/ml，PRL为6.40ng/ml。

2003年3月13日B超检查：子宫三径：3.3 cm×3.1cm×2.3cm，内膜呈线状；右卵巢2.5 cm×1.2 cm×1.0cm，左卵巢未探及，未见卵泡。

【辨证】

热毒侵袭，肝肾血虚。

【立法】

清热养血，补肾调经。

【病证分析】

患者既往月经规律，8个月前因患风湿病服用雷公藤总苷治疗后渐至闭经，激素水平检查，FSH为81.90mU/ml，B超检查提示子宫缩小，西医诊断卵巢早衰，中医诊断闭经。

分析病因，患者出现闭经，与其在一段时期内服用雷公藤总苷有关。久服雷公藤总苷，药物毒性滞留体内，其效如"六淫"之热毒。热毒之邪侵及胞宫胞脉，损伤冲任致任脉之气难通，

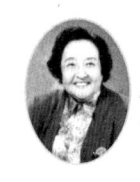

冲脉精血难盛，肾-天癸-冲任-胞宫轴不能建立正常的调节反馈功能，经血产生受阻，故见经水早绝；毒热内侵，肝肾受损，血海不足，无血下，亦致经闭；毒热耗阴，阴虚不能制阳，虚热内生，故见潮热、汗出；血虚心神失养，故见心慌、失眠、记忆力减退；肾精亏虚，见性欲下降，面色晦暗，乳房轻度萎缩，阴毛脱落等症；苔少、脉细滑亦为肾虚血亏，天癸不足之征。首诊辨证热毒侵袭，肾亏血虚，治法清热养血，补肾调经。

> **处方**：柴胡 3g，玉竹 10g，月季花 6g，川芎 5g，阿胶 12g，合欢皮 10g，桑寄生 20g，远志 5g，丹参 10g，地骨皮 10g，菟丝子 20g，鸡内金 10g。14 剂。

方中以菟丝子为君，温补肝肾。菟丝子味甘、辛，性温，以本品补肾，偏于益精，温而不燥。以阿胶、桑寄生、玉竹、柴胡、地骨皮共为臣药。以阿胶、桑寄生、玉竹众药辅助君药养阴血；以柴胡、地骨皮清热。柴胡开热邪内闭，提邪气由内而外、由血分到气分而得清解；地骨皮主入血分清下焦血热。以月季花、川芎、合欢皮、远志、丹参、鸡内金共为佐。合欢皮、远志养心安神，交通心肾；月季花甘温通利，入肝经血分，活血调经；丹参凉血活血；鸡内金健胃消食，佐制养阴血之品防其过于滋腻。以川芎为使，引诸药入血海。全方配伍，补肾养血、清热活血调经。

二诊： 2003年4月4日。

近期基础体温呈单相。腹胀，二便调。

舌淡红，苔白，脉细滑。

> **处方：** 北沙参30g，金银花12g，甘草5g，丹参10g，女贞子20g，当归10g，丝瓜络10g，荷梗10g，车前子10g，茜草12g，苏木10g，菟丝子20g，石斛10g，合欢皮10g。20剂。

首诊用药后症状无明显改变。二诊辨证不变，延续清热养血、补肾调经治法治疗。仍以菟丝子为君补肾；加强滋补肝肾之药力，加女贞子滋补肝肾，加石斛滋阴除热，加北沙参补肺滋肾。去首诊方之地骨皮，改以金银花、甘草清解血分毒热。加丝瓜络、荷梗，清热凉血，理气通经。

三诊： 2003年4月22日。

近期基础体温呈单相平稳状态，带下量较前增多，小便可，大便稀。

舌黯红，脉细滑。

> **处方**：北沙参 20g，黄连 3g，丹参 10g，茯苓 12g，泽兰 10g，冬瓜皮 15g，蛇床子 5g，泽泻 10g，玉竹 10g，砂仁 6g，红花 10g，苏木 10g。20 剂。

带下较前增多，提示肾精血海亏虚之证有改善，补肾养血治法已见成效。三诊乘阴血恢复之势，药用以红花、苏木、丹参、泽兰疏通冲任气血，并辅助蛇床子温肾而活血，使之疏泄而促排卵。

四诊：2003 年 5 月 23 日。

末次月经 2003 年 5 月 17 日，经前基础体温呈不典型双相，经期 4 天，经量中。纳可，二便调。近日腰酸，乏力。

舌红，脉细滑。

> **处方**：北沙参 20g，女贞子 20g，月季花 15g，丹参 10g，墨旱莲 12g，莲子心 3g，泽兰 10g，合欢皮 10g，金银花 15g，百合 15g，郁金 6g，木香 3g。20 剂。

患者三诊药后月经来潮，经前基础体温呈双相，排卵恢复。以后数诊，效不更法。患者又分别于2003年6月22日、7月24日月经来潮，经前基础体温均呈不典型双相。潮热、汗出症状缓解；性生活基本恢复；阴毛生长；乳房较前增大。

【按语】

本案患者卵巢早衰致病因素明确，与治疗风湿病服用雷公藤总苷有关，为"六淫"因素致病。

雷公藤味苦、辛，性凉，归肝、脾、肺经，属大毒之品。现代药理学研究结果证实，雷公藤具有抗生殖作用。从雷公藤中分离的生物碱、萜类和苷类等活性成分，在治疗肾脏病、减少蛋白尿及风湿病中具有独特效果，但其抗生殖作用可能导致女性月经紊乱甚至闭经，是雷公藤总苷不可忽视的不良反应之一。卵巢是雷公藤总苷作用的靶器官。文献报道，长期服用雷公藤致育龄女性月经紊乱、经量减少、闭经的发生率约52%。雷公藤总苷累计用量超过800mg时，闭经的发生率达95%；服用雷公藤制剂超过3个月可能出现继发性闭经。

柴师认为，"六淫"时毒，虽然不是卵巢早衰发病的决定因素，却可促进本病的发生。所谓"六淫"，古时指"风、

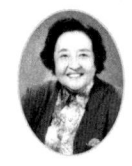

寒、暑、湿、燥、火"6种不同的气候变化。随社会之迁延、发展，现代社会中的"六淫"概念，相较古时已有新的内涵与外延。

柴师云：从现代中医临床实践看，"六淫"除仍指气候及人类居住环境变化等因素外，亦应涵盖当今社会类似生物（细菌、病毒等）、物理（辐射、声、光、电）、化学（食品、药物、化学制剂）、创伤（手术）等多种人体免疫功能难以抗拒的现代环境因素。这些因素已被现代医学研究证明可对人体免疫功能产生不同程度的不良影响，进而诱发、促使或导致各种疾病的发生。这些新的环境致病因素，因在古时可能并不存在，今人在古籍中难以查询前人关于其致病机制的相关论述是可以理解的。然而随着人类文明发展，这些新的"六淫"致病因素对人体脏腑功能的影响及作用机制，在现代医学临床中不能被忽视。因此，重新审视"六淫"概念在现代社会中所具有的新的内涵与外延，重视这些新的外邪因素对现代女性卵巢储备功能产生的不利影响，具有现实的临床意义。

案 4

任某，女，38岁，已婚。初诊日期：2002年8月20日。

【主诉】

闭经4个月。

【病史与现状】

患者既往月经周期30天一行，经期3～4天，经量少。自2002年4月起无诱因闭经，现已4个月。服用黄体酮治疗后有撤退性出血。末次月经2002年8月14日（人工周期后）。今年6－7月起出现潮热、汗出、心慌等症，现纳可，眠欠安，带下量少，二便调。

舌嫩黯，脉细滑。

2002年7月激素水平检查，E_2为20.00pg/ml，FSH为43.90mU/ml，LH为25.60 mU/ml。

【辨证】

肾虚肝郁。

【立法】

补肾疏肝活血调经。

【病证分析】

患者既往月经规律，现无诱因突然闭经4个月，伴潮热、汗出、心慌、眠欠安等症，舌嫩黯，脉细滑，结合女性激素水

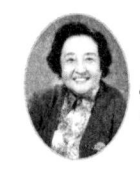

平检查，西医诊断卵巢早衰，中医诊断闭经，辨证肾虚肝郁。

柴师分析：现患者病程尚短，脉仍可见到滑象，提示肾气虽衰，血海尚未完全枯竭。及时治疗，卵巢储备功能或仍有恢复的可能。

处方：北沙参20g，丹参10g，当归10g，女贞子15g，益母草10g，阿胶12g，香附10g，生甘草5g，川楝子6g，百合12g，柴胡3g，浮小麦30g。14剂。

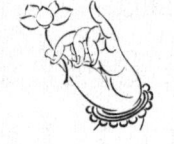

医嘱：禁食辛辣食物、羊肉。

首诊方以女贞子为君，滋补肝肾。以阿胶、当归、北沙参、百合为臣。阿胶、当归助君药滋养阴血；北沙参、百合入肺经，养肺阴生肾水，肺气旺则肾得肺生而精充。以丹参、益母草、香附、柴胡、川楝子、浮小麦共为佐。丹参、益母草、香附活血理气；柴胡、川楝子疏肝理气；浮小麦养心安神。以生甘草为使，调和诸药。全方功效补肾、疏肝、活血。

二诊：2002年9月3日。

现基础体温呈单相平稳状态。纳可，二便调。

舌嫩黯，脉沉滑。

处方：北沙参 20g，熟地黄 10g，女贞子 20g，益母草 10g，当归 10g，夏枯草 12g，泽兰 10g，续断 15g，红花 10g，苏木 10g，益智仁 10g，玉竹 10g。7 剂。

二诊方仍以补肾疏肝活血调经治法治疗。用药较首诊方有调整。仍以女贞子为君，滋补肝肾；以北沙参为臣，补肺阴以启肾阴；加熟地黄、续断，加大补肾养阴之力；现舌嫩，脉显沉相，提示脾阳不足，以加益智仁温补脾肾；加泽兰、红花、苏木，与益母草、当归合用，加强活血之力；以夏枯草替代柴胡、川楝子，疏肝解郁。

三诊：2002 年 9 月 10 日。

基础体温呈单相平稳状态。纳可，二便调。

舌嫩，脉细滑。

处方：太子参 12g，巴戟天 5g，熟地黄 10g，女贞子 12g，淫羊藿 12g，桃仁 10g，香附 10g，百合 12g，茯苓 10g，墨旱莲 12g，延胡索 10g，川芎 5g，泽兰 10g。14 剂。

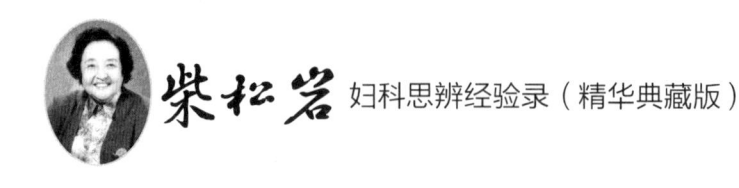

以补肾疏肝活血调经治法治疗已 3 周。现舌黯改善，提示经前一个阶段治疗，血海渐充。三诊可在继续填冲血海之时，适时加用巴戟天、淫羊藿温肾助阳；加用太子参、茯苓健脾益气，以期鼓动氤氲之气，促进卵子的成熟。

四诊： 2002 年 10 月 8 日。

末次月经 2002 年 9 月 20 日，经量少，色暗红，经前基础体温呈不典型双相。纳可，二便调。

舌嫩红，苔薄黄，脉沉滑。

处方： 首乌藤 20g，北沙参 20g，茜草 10g，女贞子 20g，玉竹 10g，茵陈 12g，黄芩 10g，泽兰 10g，夏枯草 12g，石斛 12g，菊花 12g，牛膝 12g。14 剂。

三诊药后月经来潮，经前基础体温呈不典型双相，排卵恢复。四诊继续以养阴疏肝之法巩固疗效。现患者舌红，苔薄黄，为湿热之象，药用茵陈、黄芩、菊花清热利湿。

五诊： 2002 年 11 月 1 日。

2002 年 10 月 21 日月经来潮，经前基础体温呈典型双相，经量较前增多，现阴道血净。纳可，眠佳，二便调。

舌嫩淡，脉细滑。

2002年10月23日激素水平检查，E_2为50.60pg/ml，FSH为20.90mU/ml，LH为15.00mU/ml。

> **处方**：当归10g，阿胶12g，赤芍10g，地骨皮10g，女贞子15g，远志5g，墨旱莲12g，何首乌10g，枸杞子12g，香附10g，续断20g，蛇床子5g。7剂。

患者再于2002年10月21日月经来潮，经前基础体温双相，排卵恢复。近日复检女性激素，雌激素（E_2）、卵泡刺激素（FSH）水平均较首诊有明显改善。以后数诊，继续以补肾养血活血之法调养。

柴师经验掇菁

余治卵巢早衰自拟方之特色用药心得总结如下。

（1）余辨治卵巢早衰自拟方常用药物：根据临证病机，选药多样，药物选择范围可达150余种，惯用药物50余种。

最核心的10味治疗药物（由高到低排序）为女贞子、桃仁、北沙参、月季花、泽兰、丹参、甘草、当归、茜草、川芎。

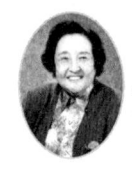

高频选用的14味辅助治疗药物（由高到低排序）为柴胡、夏枯草、金银花、阿胶、熟地黄、续断、益母草、茯苓、枳壳、百合、菟丝子、杜仲、合欢皮、苏木。

经常选用的配伍治疗药物（由高到低排序）为石斛、玉竹、远志、郁金、何首乌、枸杞子、茵陈、香附、蛇床子、车前子、桑寄生、鸡内金、莱菔子、砂仁、玫瑰花、冬瓜皮、墨旱莲、赤芍、巴戟天、红花、地骨皮、大腹皮、淫羊藿、荷叶、山萸肉、路路通、太子参、生麦芽、白术、桂枝、川楝子、草薢、莲子心。

（2）基本配伍规律：余辨证治疗卵巢早衰自拟方选用药物涉及21个中药类别。补益药、活血化瘀药、清热药、行气药、渗湿利尿药5个药物类别，是余处方常用种类。其中，以选用补益药、活血化瘀药两类药尤多，是余辨治卵巢早衰自拟方的基本配伍药类。清热药、行气药、渗湿利尿药，是重要的增效配伍药类。

（3）余基本用药法则与特点：补肾填精同时活血化瘀，是余辨治卵巢早衰最基本的用药法则。这里所谓的"最基本"，并不表明仅简单采用补肾活血之法治疗卵巢早衰，而是出于余对卵巢早衰中医病因、病机的基本认识。

章二 月经病

观点一：肾虚是卵巢早衰的病理根源，补肾当是卵巢早衰的治疗基础。

查阅古籍，中医学至今无卵巢早衰病名，然而对类似该病的中医证候及诊治，在中医学的古籍文献中早有论述，与中医之"月水先闭""经水早断"相吻合，属闭经、血枯、血隔、经断前后诸症、不孕症等范畴。

然而需要指出的是，中医学古籍中种种类似卵巢早衰病症之现象、病机、治则的描述与记载，从科学的角度，更准确地说，是对闭经、不孕症等疾病的论述。这些相关论述所阐述的有关闭经、不孕症的病因、病机理论，包含了卵巢早衰病症，但并不可简单地等同于现代的卵巢早衰。

至现代，不同研究者从不同出发点，提出种种卵巢早衰病因、病机的观点，总体上说，均是围绕：①女性月经生理产生的各个环节——肾气、天癸、冲任在月经产生及调节过程中发生的病理改变；②心、肝、脾等脏腑功能与肾的关系；③七情、六淫因素对女性月经生理及脏腑功能的影响等环节与因素而提出。是在古人"女子不月""月事不来"等理论之上，发展、推论而成，目前临床并无一致看法。

卵巢早衰病因病机复杂，或因肾阴不足、肾阳亏虚致

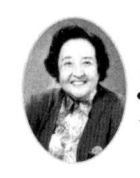

胞宫失养所致；或因天癸耗竭、阴阳失调引起；或缘瘀阻脉络、冲任不通使然；或由心、肝、脾等脏腑功能失调累及；或于六淫盛袭、七情郁结诱发。实际临证所见，又或多种病机相互关联，错综复杂。无论何种病机观点，均认为卵巢早衰发病直接或间接与肾的功能异常有关。

肾为先天之本、五脏六腑之根，藏真阴寓元阳，其所藏先天之精是人体生命活动的原动力；肾又为冲任之本，胞络维系于斯，天癸的产生、成熟终是肾气旺盛之结果。《傅青主女科》云："经水出诸肾""肾气本虚，何能盈满而化经水外泄。"《医学正传》云："月经全借肾水施化，肾水既乏，则经血日以干涸。"

因而，余认为：纵使临证之个案病机可能多证挟杂，肾虚仍当视为卵巢早衰病理之主要矛盾，治疗须以肾的功能恢复为本。

据此观点，余以补肾填精为辨治卵巢早衰的基本法则，以补肾功效为主的补益药是余治疗卵巢早衰最基本的配伍药类。最常用的补益药为女贞子、北沙参、当归、甘草、百合、阿胶、熟地黄、续断、菟丝子、杜仲。在补益药选用当中，又以补肾药为先。补肾药种类繁多，恰当的选择于疗效事半功倍。

◆ 用药经验一：补肾喜用女贞子

余辨治卵巢早衰自拟方补肾常选用女贞子。

女贞子，味甘、苦，性凉，质润降，归肝、肾经，兼入血分，功能补肝肾，滋阴血，为治肝肾阴虚之良药。与其他补肾药相比，女贞子不仅能补肝肾、滋阴血，并入血分、达血海，血海充实，血海满，经水溢。

◆ 用药经验二：从肺而治，补肺以启肾

从肺而治，补肺以启肾，是余辨证治疗卵巢早衰及闭经、不孕症等相关疾病补肾治法的另一特点。

肺与女性生理密切相关。肺主一身之气，人体内外上下活动都需气来调节。《素问》曰："肺者相傅之官，治节出焉。"妇女经之来源、胎之营养及得载、带之固摄、产之顺逆均与肺气有关。薛立斋云："天地以五行更迭衰旺，而成四时，人以五脏六腑，亦应之而衰旺，……肾水当藉肺金为母，以补其不足。"可见古人对维护肺气和维护肾气同等重视。肺朝百脉而输精微，如雾露之溉，下达胞宫，参与月经生理活动。妇女以血为本，血源于水谷精微，水谷精微需上达于肺，方能化赤为血，正如《灵枢·营卫生会篇》云："……化为精微，

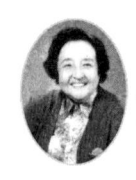

上注与肺，肺乃化而为血，以俸生身。"可见血之生化与肺气之调节息息相关，肺之功能失调，经、带、胎、产诸病或应运而生。

故此，余在治疗卵巢早衰及其他女性疾病时，注重补肺以开肾水之源，肺气旺则肾得肺生而精充，精充复生气，气盛神自旺，自复本固，疾病向愈。

余补肺启肾代表药物为北沙参、百合，二药或分用，亦常合用。

北沙参味甘、微苦，性微寒，归肺、胃经，体轻、质润，可升可降。用其补肺之气阴，加强气化作用。肺主一身之气，气机调畅则血行正常，各脏腑功能如常；同时，肺为肾之母脏，金生水，金充则水足，肺气清肃下行，可保肾阴而助肾水，正如《得配本草》所曰：北沙参"补阴以制阳，清金以滋水"。

百合味甘，性微寒，入肺经，补肺阴，清肺热，润肺燥而止咳；入心经，养心阴，益心气，清心热而安心神。《本草经疏》曰："百合得土金之气，而兼天之清和，故味甘平，亦应微寒无毒……清阳明、三焦、心部之热，则上来诸病自除。"

◆ 用药经验三：补肾药的选择，以药物具有走动之性

章二 月经病

为原则

余常用药物以杜仲、续断、石斛为代表。此类药共同之处在于入肾经，走下，补而不滞。枸杞子、覆盆子、白芍等为敛性之滋腻之品。卵巢早衰以闭经为主症，敛阴滋腻药补肾，一则有敛邪之嫌，二则有碍气血运行。若病情需用，必佐当归、香附、枳壳等药活血理气，以防血脉瘀滞。

◆ 用药经验四：补肾药的选择，忌用温燥之品

卵巢早衰患者长期阴血不足，多具有虚热之象，症见有潮热、汗出之典型症状。此时余不喜用巴戟天、蛇床子、淫羊藿、仙茅等补肾药。此类药过于温燥，有助热之弊、伤阴之嫌，用之或加重阴血之亏。喜用菟丝子、杜仲温补肾气，补而无燥性；用女贞子、墨旱莲、石斛等补肾阴同时尚可清热。

观点二：脉络瘀滞是卵巢早衰持续存在的病理状态，活血化瘀是其重要的配伍治疗手段。

对大部分卵巢早衰患者而言，脉络瘀滞是卵巢早衰持续存在的病理状态，对本病的发生、发展起着关键作用。

卵巢早衰主要临床表现为闭经，闭即不通，客观上多存在瘀血阻滞的病理改变。瘀血阻滞，冲任脉受阻，血海

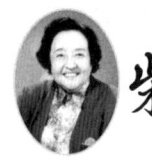

无以满盈而致闭经。对此部分卵巢早衰患者，行补肾治疗之同时，需适时辅以活血化瘀之法，以期改变脉络瘀滞静止之状态，促进衰退的卵巢及胞宫脉络通畅，冲任气血通畅则可改变局部之营养，原有病理状态得以改变。

余辨治卵巢早衰使用最多的活血化瘀药为：桃仁、月季花、泽兰、丹参、川芎、益母草、苏木等。

◆ 用药经验五：化瘀需以血海充盛为条件

选择化瘀之法，应建立在补肾养血初见成效的基础之上，"补"见成效而后"化瘀"方有意义。单纯活血，肾气不足、血海空虚、天癸枯竭，无血以下，一味活血化瘀只能"竭泽而渔"。

◆ 用药经验六：活血而不破血

施活血化瘀之法，活血药之选择，不提倡选用三棱、莪术等破血之品。此类药破泄之力较强，过用或久服，或可导致阴血耗伤，适得其反，加重冲任血海之不足。

章二 月经病

4. 卵巢不敏感综合征致月经稀发验案

罗某，女，25岁，未婚。初诊日期：2004年11月5日。

【主诉】

月经稀发9年。

【病史与现状】

患者13岁月经初潮，既往月经周期规律，30天一行，经期5～6天，经量中。自诉因16岁时学习紧张，出现月经不调、稀发，2～5个月一行，经量少。近2年间断用黄体酮治疗，药后有时有月经来潮。末次月经2004年10月12日（服用激素后）。现纳可，大便正常。时有潮热、汗出症状，带下有。

舌淡，脉沉滑。

2004年2月16日激素水平检查，E_2为109.00pg/ml，FSH为48.00mU/ml，LH为15.20mU/ml，PRL为165.00ng/ml，T为7.10ng/dl，P为2.40ng/ml。

【辨证】

肾虚肝郁，血海不充。

【立法】

温肾养血，疏肝活血。

【病证分析】

患者25岁，既往月经规律，16岁因学习紧张，以后月经

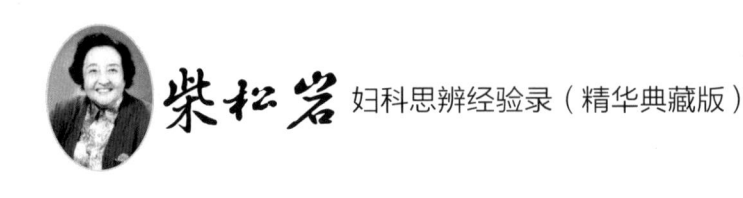

稀发，激素水平检查，E_2 为 109.00pg/ml，FSH 为 48.00mU/ml，西医诊断卵巢不敏感综合征，中医诊断月经后期。

患者因学习紧张而致肝气不疏，肝性喜条达，主疏泄，肝郁气滞，气机不调，疏泄失司，冲任失调，致月经后期；素体肾气不足，肾阳虚，兴奋施泻功能较弱，一遇肝气不疏，则致排卵障碍；舌淡、脉沉滑，亦为肾气不足之象。辨证肾虚肝郁，血海不充，治法温肾养血，疏肝活血。

处方：何首乌10g，枸杞子10g，杜仲10g，枳壳10g，月季花6g，莱菔子10g，桃仁10g，百部10g，夏枯草12g，菟丝子20g，川芎5g。14剂。

首诊方以菟丝子为君，平补肝肾，温而不燥。以杜仲、枸杞子、何首乌为臣。杜仲辅助君药温补肝肾，枸杞子、何首乌养阴血，其中枸杞子滋补肝肾兼益肾中之阳，何首乌补肝肾益精血，兼收敛精气，且不寒、不燥、不腻，二药合用，养阴血兼能顾护肾气。以枳壳、月季花、莱菔子、桃仁、百部、夏枯草、川芎为佐，疏肝理气活血调经。全方配伍，温而不燥，阴中求阳，共奏温肾养血，疏肝活血之效。

以后患者数次复诊，均以温肾养血，疏肝活血之法治疗，并随诊依据舌、脉变化调整方药，调整方如下：

> **处方**：枸杞子15g，当归10g，太子参12g，桂枝3g，细辛3g，续断20g，茯苓12g，钩藤15g，阿胶12g，菟丝子20g，杜仲10g，益母草10g。20剂。

方中仍以菟丝子、杜仲，加续断，温补肝肾；以枸杞子、当归、阿胶养阴血；以太子参、茯苓健脾益气，化生气血；加用少量桂枝、细辛温通血脉；以钩藤清热平肝；以益母草活血调经。

治疗期间，患者分别于2004年12月25日、2005年1月21日、2月23日、3月21日月经来潮，经前基础体温均有不典型双相，排卵恢复。

【按语】

本案西医诊断为卵巢不敏感综合征，又称卵巢抵抗综合征，指原发性闭经或30岁前继发性闭经，内源性促性腺激素水平升高，卵巢内存在正常卵泡，但对大剂量外源性促性腺激素刺激呈低反应者。文献报道，卵巢不敏感综合征占高促性腺激素闭经患者的11%～20%。

卵巢不敏感综合征临床症状与卵巢早衰症状相类似。

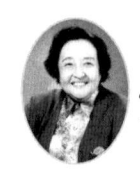

卵巢不敏感综合征患者的卵巢大体形态及大小正常，组织活检可见大量形态正常的始基卵泡和未成熟卵泡，无淋巴细胞和浆细胞浸润，电镜下观察卵母细胞、透明带及卵泡膜细胞均有正常的超微结构。卵巢不敏感综合征可由卵巢抵抗发展为无卵泡的真正早绝经即卵巢早衰。

中医学无卵巢不敏感综合征病名，观其证候，属中医学"月经后期""闭经"等范畴。

柴师认为，依据卵巢早衰及卵巢不敏感综合征的现代医学病理，两者的中医治疗应有所不同。

卵巢早衰表现为卵巢过早萎缩，卵巢内卵泡消失，雌激素水平下降，病理基础为肾阴不足，血枯经闭，治疗目的以填充血海为本，血海满盈，鼓动肾阳施泻而促进卵子排出。促进血海满盈之过程，实为卵泡成熟之过程。因此，对于卵巢早衰之不同中医证候，或治以健脾益气以化生气血，或治以滋补肝肾养血填精以益精血。

卵巢不敏感综合征患者卵巢内尚有卵泡存在，雌激素水平亦正常，此时肾阴不足或非主要矛盾。如本案，患者带下尚可，提示并无肾阴不足之象。其主要病机为肾阳不足，任脉不通。治疗宜以鼓动肾气为原则，佐以疏肝活血之法，激活卵泡使之排出。

本案患者自16岁时起，一段时间内学习紧张、压力过大，情志调节不畅，所求不遂，肝失条达，冲任脉因气郁而不畅，致使卵巢排卵不畅，出现月经不调、稀发。正如《临证指南医案》云："女子以肝为先天，阴性凝结，易于怫郁，郁则气滞血亦滞。"郁久络脉瘀阻，冲任不通，胞脉不畅，排卵障碍，致月经稀发。

柴师施以温肾养血，疏肝活血之法中药调理，药后1个月余患者月经来潮并呈规律，经前基础体温有不典型双相，排卵恢复。

5. 席汉综合征致闭经验案

柴某，女，34岁，已婚。初诊日期：2002年9月20日。

【主诉】

产后闭经2年。

【病史与现状】

患者既往月经周期30天一行，经期6～7天，经量中。诉2001年1月孕足月自然分娩，产后大出血，曾休克，未输血，未哺乳。产后月经至今未潮。2002年3月因贫血住院，诊断

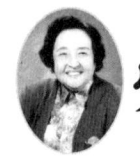

为席汉综合征。后予甲状腺素片40mg，每日一次，地塞米松1.5mg，每日一次，治疗至今。食欲较前增加，体重增加。现脱发，阴毛无，小便失禁，阴道干涩，性功能低下，畏寒。

舌红，苔薄白干，脉细滑。

2002年7月激素水平检查，FSH为0.21mU/ml，LH为0.35mU/ml，E_2为12.30pg/ml。

【辨证】

肝郁内热，阴血不足。

【立法】

清肝热养阴血。

【病证分析】

患者产后大出血，以后闭经至今并伴毛发脱落、阴毛脱落、阴道干涩、性欲低下，西医诊断席汉综合征，中医诊断闭经。

产后快速大量失血，阴血暴脱，阴损及阳，命门火衰，冲任血海枯竭，无余可下；肾阴不足，水不涵木，肝阳上亢，肝火上炎，脑髓受损。阴血不足，肾精枯涸，精气津液缺乏，肌肤失养故见毛发、阴毛脱落；肝经绕阴器，肝血不足，肾虚下元不固，故见阴道干涩、小便失禁；阴损及阳，阳气不能外达则见畏寒。舌红，苔薄白、干，脉细滑，表其阴虚内热。辨证肝郁内热，阴血不足，治法清肝热、养阴血，解血海伏热。

> **处方**：桑叶10g，菊花15g，桔梗10g，丹参10g，石斛12g，瓜蒌15g，枳壳10g，女贞子20g，墨旱莲12g，金银花15g，桃仁10g，路路通10g，泽兰10g，玫瑰花5g，百合15g。20剂。

首诊方以桑叶、菊花为君。二者皆味甘、苦，性寒，亦同具轻清疏散之性，用之以清肝经上炎之火。以女贞子、墨旱莲、石斛为臣。女贞子、墨旱莲滋补肝肾之阴；石斛甘淡微寒，益胃生津，滋阴除热。以丹参、桃仁、泽兰、路路通、桔梗、枳壳、金银花共为佐。丹参、桃仁、泽兰、路路通调理血脉；桔梗、枳壳调理气机；金银花清血分伏热。全方以从肝、胃、血分着手清热为重，养肝肾之阴，辅以调理血脉、调理气机，并缓急迫，多法并举。

二诊：2002年10月11日。

基础体温呈单相。阴道干涩症状略有改善，仍诉小便失禁。

2002年9月27日激素水平检查，E_2为42.60pg/ml，FSH为3.50mU/ml，LH为2.20mU/ml，PRL为6.40ng/ml，T为<20.00ng/dl，P为<0.20 ng/ml。

舌红，脉细滑。

> **处方**：北沙参30g，女贞子20g，玉竹10g，续断20g，丹参10g，天冬、麦冬各10g，墨旱莲15g，覆盆子20g，桑螵蛸12g，白芍10g，柴胡5g。14剂。

近日复查女性激素，卵泡刺激素（FSH）、黄体生成素（LH）值基本恢复正常，提示垂体功能有改善。阴道干涩症状减轻、苔白干消失，提示药后阴虚内热之证改善。目前病机以阴血不足为主，治法转以养阴为主。

二诊方以北沙参为君，补肺阴滋肾水。以女贞子、玉竹、天冬、麦冬、墨旱莲为臣。君、臣共行清热养阴之效。以覆盆子、桑螵蛸为佐，二药甘温补益，酸涩收敛，共有补而固涩之性，固肾缩尿，以解小便失禁之症。同时佐续断补肝肾，改以柴胡继续清肝热，白芍养血柔肝，丹参继续活血通经。全方功效补肝肾、养阴、清热、活血通经。

三诊：2002年11月5日。

基础体温呈单相。尿频。

舌绛红，脉细滑。

处方：北沙参30g，石斛10g，丹参10g，金银花15g，墨旱莲15g，女贞子15g，远志6g，莲子心3g，益母草10g，玉竹10g，合欢皮10g，绿萼梅10g。20剂。

二诊方后小便失禁症状好转，现为尿频。三诊延续养阴清热治法，三诊加莲子心清心火，远志、合欢皮安心神，绿萼梅解肝郁。

四诊：2002年12月6日。

基础体温呈单相。二便调。

舌绛红，苔白，脉细滑。

处方：柴胡5g，砂仁6g，枳壳10g，茵陈12g，茜草10g，丹参10g，泽兰10g，冬瓜皮15g，黄芩10g，大腹皮10g，莱菔子10g，续断10g。14剂。

以养阴清热治法治疗2月余。现二便调，小便失禁之症完全改善。长期服养阴药，有滋生湿浊之弊，现已见舌苔白，提示湿浊凝聚，四诊可暂缓养阴清热治法，行理气化浊治法。

四诊方以砂仁、枳壳、茵陈、冬瓜皮、大腹皮、莱菔子

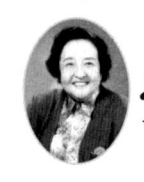

众药理气化浊；以柴胡、黄芩疏肝清热，茜草、丹参、泽兰活血化瘀。同时不忘温补肝肾，药用少量续断（柴师常用药量20g，此方用量10g），补而不滞。全方以多药行理气化浊之功，兼顾疏肝清热、活血化瘀、温补肝肾之效。

五诊：2002年12月20日。

基础体温单相。腕部关节疼痛，二便调。

舌苔白，分布不均，脉细滑。

> **处方**：北沙参20g，枳壳10g，砂仁6g，金银花12g，桔梗10g，阿胶12g，女贞子20g，续断20g，路路通10g，百合12g，桑枝10g，当归10g，茵陈12g，夏枯草12g。
> 20剂。

五诊舌象仍见苔白，提示湿浊尚存；舌苔分布不均，再现阴血不足之证。五诊继续施理气化浊之法，同时再施养阴清热之法。

五诊方以枳壳、砂仁、茵陈理气化浊；以北沙参、阿胶、女贞子、百合、当归养阴血；以夏枯草、金银花清肝经郁热；以续断温补脾肾；佐桑枝、路路通活血通络；佐桔梗升宣肺气、调理气机。

六诊：2003 年 3 月 25 日。

五诊药后，分别于2003年1月5日、2月26日2次月经来潮，经前基础体温均呈不典型双相。关节疼痛症状减轻。

舌苔黄干，脉细滑。

处方：北沙参30g，枳壳10g，茵陈12g，夏枯草12g，焦三仙各30g，月季花6g，砂仁6g，大腹皮10g，熟地黄10g，女贞子20g，茜草12g，菟丝子15g，牛膝10g。30剂。

经治3个月余，患者月经恢复，小便失禁、性功能低下等主要症状较首诊改善。六诊及后续数诊延续理气化浊，养阴清热之法治疗。

【按语】

席汉综合征系因产后大出血、休克而引起垂体缺血、坏死，以致卵巢功能衰退，子宫萎缩，继发闭经，伴有毛发脱落、性欲降低、全身乏力等一系列极度衰弱的综合症状。本案患者曾产后大出血、休克。

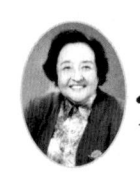

中医学古籍无席汉综合征病名，现代中医学多将本病归属为"虚劳""血枯经闭"范畴，相关论述散见于"产后血虚""产后无乳""闭经""产后血晕"诸门之中。《难经》云："一损损于皮毛，皮聚而毛落；二损损于血脉，血脉虚少不能荣养五脏六腑……"与本征临床表现颇吻合。《诸病源候论》曰："夫产损劳力脏腑，劳伤气血……故虚羸也，将养失所，多沉滞劳瘠……甚伤损者，皆着床，此劳瘠也。"对于类似本病的治则，古籍亦有如下论述，元·朱丹溪云："产后有病，先顾气血。"明·《景岳全书》云："产后气血俱去，诚多虚证，然有虚者，有不虚者，有全实者。凡此三者，但随证随人辨其虚实，此常法治疗，不得执有诚心概行大补，以致助邪。"清代学者叶天士云："产后血去过多，下焦冲任空虚……当用温养。"

柴师认为，席汉综合征患者临证往往可见畏寒、性欲淡漠等阳虚之象。此阳虚多因产时大出血，阴血暴脱，损及肾阳所致。阳虚之根源在于阴损及阳，产后失血过多，精血大亏，脏腑气血亏损，五脏之伤，穷必及肾，日久则肾虚，血海空虚，冲任瘀滞不畅，月事不来。肾阳虚不能温煦脾阳，亦致脾肾阳虚，脾不生血，肾不藏精，精亏血少，冲任虚衰，又终致经闭不来。

又，席汉综合征症状表现为闭经，但病位在脑，病因为产时阴血暴脱，阴血严重损伤所致。故阴血不足是本病之根本病机，治疗时不可急于温肾助阳，须始终贯以养阴清热治法。

本案之病机，以肝经郁热，阴血不足，湿浊壅阻诸证交替出现。柴师治法或以清肝经之火为重，或以理气化浊为要，始终贯以养阴清热之法以针对阴血不足之病机。阳从阴生，阴盛则阳虚症状终得缓解。药后3月余，患者畏寒、性欲减退、小便失禁等症状明显改善，并月经来潮。

6. 减肥致闭经验案

案1

窦某，女，26岁，已婚。初诊日期：2004年11月20日。

【主诉】

闭经4个月。

【病史与现状】

患者12岁月经初潮，既往月经周期30天一行，经期3

天，经量中，色暗红。2000年始口服药物减肥，以后月经稀发、经量减少，渐至闭经。末次月经2004年7月25日，现闭经4个月。纳少，眠欠安，右耳时有耳鸣，腰酸，性情急躁，大便正常。

舌绛红，苔薄白，脉沉细。

2004年11月17日激素水平检查，E_2为15.00pg/ml，FSH为4.54 mU/ml，LH为1.17mU/ml，PRL为4.54ng/ml，T为0.36ng/dl，P为1.27 ng/ml。

【辨证】

阴虚内热，肝郁不疏。

【立法】

养阴清热，疏肝解郁。

【病证分析】

患者现闭经4个月，中医诊断闭经。本案致病因素相对明确，系患者4年来不间断服用药物减肥所致。

耳鸣、腰酸，舌绛红、脉沉细，证属肾阴不足，阴虚内热。阴不足，水不涵木，肝火上炎，肝气不疏，致性情急躁。辨证阴虚内热，肝郁不疏，治法养阴清热，疏肝理气。

处方：柴胡5g，北沙参20g，女贞子20g，月季花6g，墨旱莲15g，合欢皮12g，郁金6g，鸡内金10g，枳壳10g，白芍10g，石斛10g，夏枯草10g。14剂。

首诊方以北沙参、女贞子为君。北沙参味甘、淡，性微寒，归肺、胃经，既可养肺阴，清肺热，又能养胃阴，生津液，常用于热病伤阴之证。由中医五行理论，金生水，肺气和则滋养肾，柴师经验可通过补肺阴以滋肾水，喜用北沙参治阴虚内热之证。女贞子味甘、苦，性凉，归肾经，补益肝肾同时，善清虚热，适用于肝肾阴虚有内热之证。二药合用，重在养阴清热。以墨旱莲、石斛、白芍为臣，助君药滋肾阴，除虚热；佐柴胡、郁金、月季花、夏枯草疏肝清热。

二诊：2004年12月10日。

基础体温呈单相。带下无。

舌红，脉细滑。

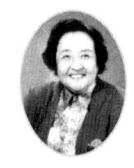

处方：北沙参20g，山萸肉10g，川贝母10g，女贞子20g，金银花12g，生甘草5g，石斛10g，柴胡5g，墨旱莲15g，玉竹10g，续断15g，茜草10g。14剂。

首诊药后舌象由绛红转红，脉有滑象，提示血海伏热减轻，阴虚内热之证得到一定程度改善。二诊仍见舌红、脉细，提示阴虚内热之证犹在。二诊仍延续首诊治法养阴清热。二诊方在以北沙参、女贞子、墨旱莲、石斛养阴清热基础上，加山萸肉，既可补益肝肾以滋养精血而助元阴之不足，又以其收敛之性而秘藏精气固摄下元。恐山萸肉收涩之性有碍经血条达，佐川贝母调理气机，泄热开郁散结。以金银花、甘草清血分余热；以柴胡疏肝清热。

以后陆续3个月再治四诊，治法仍养阴清热，沿用首诊方加减。症见大便干，加瓜蒌润肠通便；症见心慌、失眠，加浮小麦、远志养心安神；症见脉滑，提示血脉渐充，则因势利导，加丹参、泽兰活血通经。

七诊：2005年3月15日。

基础体温已上升7天。

舌淡红，苔白，脉细滑。

章二 月经病

> **处方**：柴胡5g，鱼腥草15g，远志6g，枳壳10g，茵陈12g，地骨皮10g，莱菔子10g，冬瓜皮15g，车前子10g，桑寄生15g。14剂。

现患者以养阴清热、疏肝理气之法治疗近4个月。

经此阶段治疗，舌象已由首诊之绛红变红继而淡红，接近正常，提示阴虚内热之证明显改善。近日基础体温上升，提示卵巢储备功能有所恢复。七诊舌象见苔白，湿邪凝聚病机初见端倪。柴师指出：治疗至此，需调整重养阴血的治法思路。养阴药有滋腻重浊，长期服药易致痰湿内生，阻遏脉络。应以现临证舌象为据，适时转以清热利湿，理气行滞治法治疗。七诊方药用茵陈、莱菔子、冬瓜皮、车前子、枳壳祛湿除滞；以柴胡、鱼腥草、地骨皮续清余热；仅用桑寄生轻补肝肾、养阴血，以不致养阴清热已获之效前功尽弃。桑寄生有通络之性，以其补肾养阴，补而不滞。

八诊：2005年4月1日。

末次月经2005年3月18日，经量中，经前基础体温近典型双相。

舌淡红，脉细滑。

> **处方：**太子参10g，黄芩10g，菊花12g，莲子心3g，大腹皮10g，月季花5g，山萸肉10g，石斛10g，青蒿5g，车前子10g，女贞子20g，益智仁10g，续断15g，川芎5g。14剂。

七诊药后，患者于2005年3月18日月经来潮，经前基础体温近典型双相，排卵恢复，舌、脉象均恢复正常。八诊再以养阴清热治法巩固疗效。以女贞子、石斛、山萸肉养阴清热。以莲子心、菊花、黄芩、青蒿清解血分伏热。加用太子参健脾益气，化生气血。太子参为清补之品，其性不燥，既能益气，又可养阴。加益智仁温脾补肾，加续断温补肝肾，以期乘血海充足之势，鼓动肾气，促进排卵。以车前子走下通利之性，引药下行。

九诊：2005年5月13日。

末次月经2005年5月6日，经量少，经前基础体温呈不典型双相。伴腰酸。

舌淡红，脉细滑。

章二 月经病

> **处方**：当归10g，熟地黄10g，鸡内金10g，阿胶12g，女贞子20g，香附10g，茯苓10g，夏枯草10g，桃仁10g，通草6g，苏木10g，生甘草5g。20剂。

八诊药后，患者再于2005年5月6日月经来潮，舌、脉如常。

经治4个月，患者分别于2005年3月18日、5月6日月经来潮，经前基础体温均有双相。

【按语】

本案患者长期以服用药物方式减肥，气化失调，人体之有形物质精、血、津、液大量流失，致血海不足，冲任亏损。《景岳全书·妇人规》曰："妇人以血为主，血旺则经调而子嗣，身体之盛衰，无不肇端于此。"认为精血者，系月经之物质基础，治妇人之病，当以补益精血为先。

本案具有典型阴虚内热之症状，重养阴血为治疗首要。然柴师依此法施治，治法并非一成不变，在遵循养阴原则同时，治法、潜方亦随治疗进展之舌、脉变化，灵活改变。一至六诊，柴师以养阴清热之法施治，并观

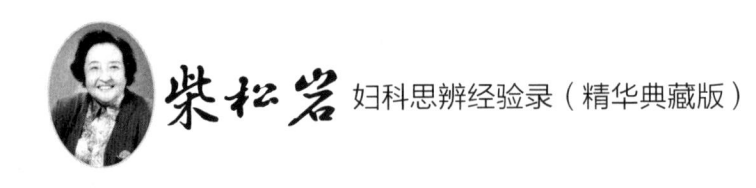

察患者舌、脉之变化走向。至七诊，见舌苔白，适时减弱养阴药药力使用，转治以清热利湿，理气行滞之法，以避湿邪凝聚病机出现而使病情曲折。如此理法、方药转换治疗4个月，患者月经渐至正常，恢复规律排卵。

案 2

王某，女，20岁，未婚。初诊日期：2008年6月17日。

【主诉】

闭经10个月。

【病史与现状】

患者11岁月经初潮，既往月经规律，1个月一行，经量中。2007年8月开始以运动结合节食方式减肥，1个月内体重从49kg减至40kg，随后闭经，至今已10个月。现时感胃脘不适，大便秘结，2日一行。

减肥后患慢性浅表性胃炎。

舌红，面色苍白，唇周色暗，脉细滑。

【辨证】

阳明热盛，阴亏津伤，血海无继。

【立法】

清热滋阴，益气养血。

章二 月经病

【病证分析】

患者现闭经10个月，中医诊断闭经。

患者运动减肥正值暑期，暑热季节本易汗出，剧烈运动后，每致大汗出，血汗同源，阴血损伤；节制饮食，胃无以受纳，气血乏源，亦致血海空虚，无血溢下，1个月内体重减轻9kg，快速减肥，阴血骤失，血枯经闭；久不进食，胃失所养，故见胃脘不适；阴血不足，不能下润，肠道失润，大便秘结；血虚不能上荣，故见面色苍白；足阳明胃经，经脉循行，环绕口唇，病在胃，故见唇周色暗；舌红、脉细滑均为津亏伏热之象。辨证阳明热盛，阴亏津伤，血海无继，治法清热滋阴、益气养血。

处方：枸杞子15g，北沙参15g，月季花6g，桃仁10g，知母6g，槐花5g，冬瓜皮10g，女贞子15g，瓜蒌15g，郁金6g，牡丹皮10g，莱菔子10g。7剂。

首诊方以瓜蒌为君，清阳明之热，润肠通便。以知母、槐花、月季花、桃仁、牡丹皮、郁金为臣。知母辅助君药，泄脾热，滋阴降火，清热而无化燥伤阴之弊；槐花助君药清泄阳明之热；月季花、桃仁、牡丹皮、郁金活血调经。佐以北沙参、女贞子、枸杞子、莱菔子、冬瓜皮，北沙参、女贞子、枸杞子滋养阴血；

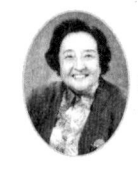

莱菔子理气消导；冬瓜皮健脾利湿。全方诸药配伍，重在清泄阳明之热，又兼滋阴活血。

二诊： 2008年6月25日。

基础体温呈单相。药后大便通畅。

舌黯，脉沉滑。

> **处方：** 冬瓜皮20g，桃仁10g，牡丹皮10g，赤芍10g，月季花6g，莱菔子10g，莲子心3g，茜草12g，槐花5g，桑寄生20g，百合12g。14剂。

首诊药后便秘缓解，现舌红改善，提示热象已祛。二诊方去瓜蒌、知母。现舌黯，提示血瘀明显，二诊方加重活血力度，续用桃仁、月季花，加用丹参、赤芍、茜草活血调经。

三诊： 2008年10月28日。

药后近3个月复诊。其间月经恢复1个月一行，经量中，经前基础体温近典型双相。末次月经2008年10月10日。唇周色暗减轻。现口干、便秘。

舌淡红，脉细滑。

章二 月经病

处方：冬瓜皮20g，泽兰10g，茜草10g，车前子10g，丝瓜络10g，当归10g，枳壳10g，月季花6g，茯苓10g，杜仲10g，益母草10g，丹参10g。20剂。

【按语】

柴师云：作为现代社会发生率越来越高的便秘问题，实与女子闭经关系密切。本案患者节食减肥后出现闭经，伴便秘、唇周色暗，为阳明病变致病。

《素问·阴阳别论》云："二阳之病发心脾，有不得隐曲，女子不月……"

明·马元台注此经文，曰："二阳，足阳明胃脉也。为仓廪之官，主纳水谷，乃不能受纳者何也？此由心脾所发耳。正以女子有不得隐曲之事，郁之于心，故心不能生血，血不能养脾，始焉胃有所受，脾不能化，而继则渐不能受纳，故胃病发于心脾也。是由水谷衰少，无以化精微之气，则血脉遂枯，月事不能时下矣。"

明·《万氏妇人科》道："夫二阳者，手足阳明胃大肠也。惟忧愁思虑则伤心，心气受伤，脾气失养，郁结不

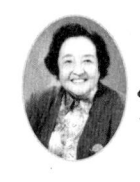

通，腐化不行，胃虽能受，而所谓长养灌溉流行者，皆失其令矣。故脾胃虚弱，饮食减少，气日渐耗，血日渐少，斯有血枯、血闭及血少、色淡、过期始行、数月一行之病。"

以上论述表明，马氏、万氏均认为，女子情志抑郁，心气不舒，累及脾胃，脾胃功能失常，气血后天化源不足可致闭经。

清·何松庵、浦天球著《女科正宗》则认为："盖二阳指阳明胃经与大肠经也，此二经，乃水谷传化之地，而心与脾全赖之。盖胃之下口，通于小肠上口，胃不病而小肠传化，则心气流通而邪不归心；大肠不病而传化，则饮食运行而脾不劳力。今二阳既病，则传化不行，心脾安能不病？故曰病发心脾，则气血不充。"

此段论述则说，胃肠功能异常，影响心脾致气血不足，导致闭经。

柴师云：究竟胃肠功能异常影响到心脾，抑或心脾功能异常影响到胃肠，问题本质在于"二阳之病"影响气血化生，可致女子闭经。胃主受纳，大肠主传导，二者功能正常，水谷精微化生气血，下注冲任血海，月事以时下；反之，气血乏源，冲任虚损，血海不能按时满溢，

章二 月经病

则月经量少、月经后错乃至闭经。手足阳明经病变致浊热积聚，积热到一定的阈值则入血分而伤阴，阴血受伤，心血无力补脾胃，致脾不运化，二阳积热进一步加深。故二阳之病浊热积聚而便秘，热伤阴血，心脾阴血不济，冲脉不充则闭经。

20世纪80年代，柴师曾对104例月经病患者进行调查，发现65.38%的闭经患者存在饮食、大便异常改变的情况。其中：闭经伴纳呆之症者占21.25%；闭经伴消谷善饥之症者占5.64%；闭经伴大便秘结之症者占45.23%；闭经伴大便溏薄之症者占8.39%；闭经伴其他症状者占9.49%。

基于以上对二阳病变与女性月经关系的认识，柴师临证月经病，问诊必强调询问患者饮食、大便情况，而后参考舌脉，辨胃肠虚实。

柴师经验撷菁

临证阳明病变患者，余有以下治疗经验。

症见纳呆、乏力、大便溏薄、舌肥嫩、脉沉细，辨证脾胃虚弱。脾虚胃弱，气血化源不足，致血海不盈发为闭经。

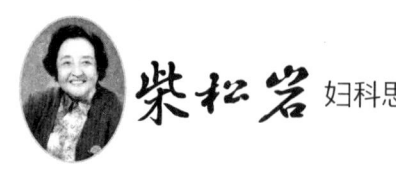

治法健脾益气、调理冲任。药用太子参、茯苓、山药、冬瓜皮、白术等。

症见消谷善饥、有口臭、大便干或黏滞不爽、舌苔黄厚腻、脉滑数，辨证胃肠郁热。胃肠郁热，溢入血分，血海伏热，耗伤阴血津液，致血海不足发为闭经。治法清胃化浊、通肠调经。药用黄连、麦芽、茵陈、焦三仙、瓜蒌、砂仁、熟军、知母等。

案3

郝某，女，20岁，未婚。初诊日期：2003年9月5日。

【主诉】

闭经4个月。

【病史与现状】

患者月经初潮12岁，既往月经周期30天，经期5天，经量中，末次月经2003年5月。之后开始通过节食并口服药物减肥至今3个月余，体重从55 kg降至48 kg，下降7 kg。减肥后月经至今未潮。现性情急躁，纳可，眠佳，二便调。

患者诉既往有便秘史。

舌黯红，脉细滑。

2003年8月15日激素水平检查，E_2为56.40pg/ml，FSH为7.70mU/ml，LH为0.66mU/ml，PRL为7.00ng/ml，T为56.60ng/dl，P为0.33ng/ml。

2003年8月15日B超检查：子宫三径：3.7cm×3.3cm×2.3cm，宫内回声均匀，内膜不厚；左卵巢2.4cm×1.3cm，右卵巢2.5cm×1.2cm，未见卵泡。

【辨证】

阴血不足兼有肝郁。

【立法】

益阴疏肝，活血通经。

【病证分析】

患者4个月前曾以节食方式减肥。胃中水谷不盛，血海无以满盈，月事难以时下，故见闭经；既往便秘，素津液不足，无以下润肠道，再口服减肥，体重快速下降，泻下通利过度，津液再度脱失，津血同源，津亏血虚，冲任血海不足，亦致闭经；黄体生成素（LH）为0.66mU/ml，提示垂体性闭经，气血不足，致肾气亏虚；B超示子宫偏小，提示先天发育欠佳，禀赋不足。患者平素性情急躁，为肝气不疏之征。结合舌、脉、症，辨证阴血不足兼有肝郁。治法益阴疏肝，活血通经。

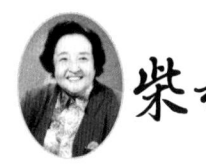

处方：北沙参20g，女贞子15g，玫瑰花5g，瓜蒌15g，月季花6g，益母草10g，当归10g，生甘草10g，枳壳10g，合欢皮10g。20剂。

医嘱：禁食羊肉及辛辣食物。

方中北沙参、女贞子、当归补养阴血；玫瑰花、月季花疏肝活血调经；瓜蒌、枳壳润肠通便。特嘱病人勿食羊肉及辛辣食物，以免阴血耗伤加重。

此后，续以此法治疗了4诊。

六诊：2003年12月19日。

末次月经2003年12月13日，经期3天。经前基础体温单相。大便不爽。

舌红，脉沉弦滑。

处方：北沙参30g，瓜蒌20g，石斛10g，阿胶12g，女贞子20g，丹参10g，川芎5g，茜草10g，牛膝10g，玉竹10g，桃仁10g，桑寄生15g。20剂。

患者以益阴疏肝，活血通经治法治疗3个月余。药后有月经来潮，仍无排卵，提示阴血不足虽有改善，血海仍有不足，需重养阴血，活血调经。六诊方以北沙参、石斛、阿胶、女贞子、玉竹、桑寄生多味共用，加强养阴之效；以丹参、川芎、茜草、牛膝、桃仁活血调经。

七诊： 2004年1月9日。

末次月经2003年12月29日，近2日带下量多，基础体温不典型上升8天。大便不爽。

舌绛红，脉细滑。

> **处方：** 北沙参20g，石斛10g，泽兰10g，月季花6g，当归10g，玉竹10g，莲子心3g，丹参10g，远志10g，川芎5g，车前子10g，路路通10g。14剂。

六诊药后有排卵性月经，周期过短。六诊以重养阴血治法治疗，药后肾之阴精充盛，重阴转阳、阴盛阳动，卵子排出，肾阳渐长。现舌绛红，脉细滑，提示阴虚内热之证。七诊方继续以北沙参、石斛、玉竹、当归、莲子心养阴清热。患者未婚，现正值经前，予泽兰、月季花、丹参、川芎、路路通活血调经。柴师经验，已婚有妊娠要求患者在治疗过程中出现这种情况时，排卵后不宜用活血通利之品。

八诊：2004年2月10日。

末次月经2004年2月6日,末前次月经2004年1月10日,经期基础体温均有不典型双相。

舌红,脉滑数。

> **处方**：北沙参20g,天冬10g,玉竹10g,石斛10g,熟地黄10g,益母草10g,山茱萸10g,女贞子20g,阿胶12g,鸡内金10g,青蒿10g。20剂。

经治3个月,患者有月经来潮,但周期不稳。以后继续治疗2个月,均有月经恢复,周期基本正常。后续治疗方同上法,随证酌加柴胡、夏枯草、月季花疏肝解郁;青蒿、茵陈清虚热;瓜蒌润肠通便。药后随访,服药期间患者月经规律,1个月一行,经量如常。

【按语】

患者节食减肥,食入不足,胃中水谷不盛。胃主受纳,为水谷之海,乃多气多血之腑。胃中水谷盛,血海满盈,月事以时下。张景岳《妇人规·经脉之本》曰:"故月经之本,所重在冲脉,所重在胃气……"舌象黯红、脉细滑,为阴血快速丢失，冲任血海骤创之特点。治疗自始至终贯以重养阴血治法。随治疗进展，视阴血恢复程度，辅以养阴疏肝、活血通经诸法，终致重阴转阳，阳从阴生。

7. 人工流产致闭经验案

陶某，女，31岁，已婚。初诊日期：2004年3月2日。

【主诉】

闭经7年。

【病史与现状】

患者既往月经周期规律，30天一行，5天净，量中。1995年顺产，产时出血不多，产后月经规律，色量如常，产后哺乳半年。1997年再孕，行人工流产术，手术过程顺利，术后7天血净，但随后闭经至今已7年。其间多次间断应用黄体酮，有撤退性出血。现纳可，眠欠安，二便调。

舌肥淡黯，苔白，脉沉细无力。

患者形体肥胖，身高1.64cm，体重85kg。

2004年2月27日激素水平检查，E_2为44.60pg/ml，FSH为8.40mU/ml，LH为11.40mU/ml，PRL为8.60ng/ml，T为203.00ng/dl，P为1.00ng/ml。

【辨证】

脾肾阳虚，气血不足。

【立法】

健脾温肾，养血调经。

【病证分析】

患者既往月经正常，人工流产术后闭经，病因与行人工流产术有关。

患者素体脾肾阳虚，产后2年又行人工流产术，冲任损伤，血亏经闭。FSH、LH水平偏高，提示卵巢储备功能下降，肾气亏虚；眠欠安乃气血亏虚，无以上荣所致。参照病史，结合舌肥、苔白、脉沉细无力，辨证脾肾阳虚、气血不足。治法健脾温肾，调养气血。

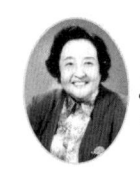

> **处方**：菟丝子12g，泽泻10g，桂枝3g，远志6g，茯苓12g，续断20g，杜仲10g，月季花5g，夏枯草12g，苏木10g，鸡内金10g。14剂。

首诊方药用菟丝子、杜仲温肾助阳，茯苓健脾益气，续断补肝肾养阴血，桂枝温通血脉，泽泻、鸡内金利湿化浊，夏枯草、月季花、苏木、远志疏肝、活血、解郁、安神。

二诊：2004年3月16日。

基础体温呈单相。纳可，二便调。

舌肥淡，脉细滑。

> **处方**：枸杞子15g，续断15g，桃仁10g，桂枝3g，三棱10g，砂仁6g，莱菔子10g，肉苁蓉5g，川芎5g，合欢皮10g，杜仲10g，枳壳10g。14剂。

首诊药后失眠状态改善。脉显滑象，提示气血恢复迹象；基础体温仍单相，提示仍无排卵（图7）。二诊方于温肾补血治法基础上，加用三棱、桃仁、枳壳、川芎，加强活血理气通经之力。

三诊：2004年3月30日。

今日基础体温有上升趋势。

舌淡，脉沉滑。

> **处方**：柴胡5g，菟丝子15g，淫羊藿10g，阿胶12g，远志6g，续断12g，杜仲10g，合欢皮10g，薏苡仁10g，巴戟天6g，当归10g，延胡索10g。14剂。

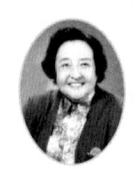

近日基础体温上升，提示肾阳渐充，有鼓动肾气之势。三诊药用柴胡启动相火，加用淫羊藿、巴戟天，合菟丝子、杜仲之力，加强温肾助阳之效。

四诊：2004年4月13日。

近日基础体温单相（图7），带下无。二便调。

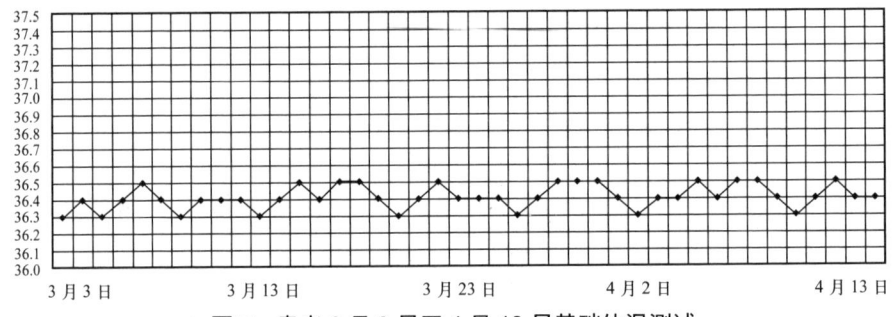

舌肥黯，脉沉细滑。

图7 患者3月3日至4月13日基础体温测试

处方：枸杞子15g，泽泻10g，桂枝3g，茵陈12g，续断12g，泽兰10g，黄柏6g，月季花6g，夏枯草12g，远志6g，桃仁10g。14剂。

以启相火、温肾阳治法治疗1个月余，仍未排卵。提示冲任血海不足为现阶段主要病机，需考虑再以补肝肾、养阴血治法治疗，药用续断、枸杞子。同时据舌黯、脉细之象，亦应考虑闭经7年，病久肝郁，郁久则滞，气滞则瘀，辅以疏肝活血之法，药用月季花、夏枯草。

五诊： 2004年5月25日。

基础体温呈单相。带下无。二便调。

舌肥淡黯，脉细滑。

处方： 北沙参20g，泽兰10g，玉竹10g，夏枯草12g，月季花6g，川楝子6g，茵陈12g，苏木10g，紫河车10g，泽泻10g，猪苓6g，桂枝2g。14剂。

五诊方继依上法。加北沙参、玉竹、紫河车，滋养阴血，加川楝子合上方夏枯草、月季花疏肝活血。

六诊： 2004年6月22日。

基础体温呈单相。带下量少，性生活正常。二便调。

舌黯，脉细滑。

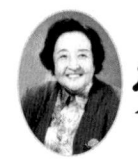

> **处方**：柴胡6g，北沙参20g，泽泻10g，玉竹10g，川芎5g，远志6g，鸡内金10g，桑寄生20g，巴戟天6g，猪苓6g，生麦芽12g。14剂。

五诊药后有少量带下，提示经养阴血治法治疗，冲任血海逐渐恢复。六诊方在药用北沙参、玉竹养阴血治法基础上，再施温补肾阳治法，药用柴胡启相火，药用巴戟天温补肾阳，造鼓动肾阳之势。

七诊：2004年7月23日。

末次月经2004年7月10日，经前基础体温有不典型双相。舌肥苔白，脉细滑。

> **处方**：当归10g，阿胶12g，茯苓12g，续断20g，泽泻10g，鸡内金10g，冬瓜皮15g，夏枯草12g，荷叶10g，杜仲10g，川芎5g。20剂。

六诊方后月经来潮，经前基础体温有不典型双相，恢复排卵。七诊方以当归、阿胶为君，养血填冲；以续断合君药滋养肝肾之阴；佐杜仲温肾，茯苓、冬瓜皮健脾利湿；使川芎引诸药入血海。全方用药平和，补气养血，温肾调经，固守任冲通调之势。

八诊： 2004年8月27日。

末次月经2004年8月11日，经前基础体温有不典型双相，经期5天。现低温相（图8）。二便调。

舌肥黯红，脉细滑。

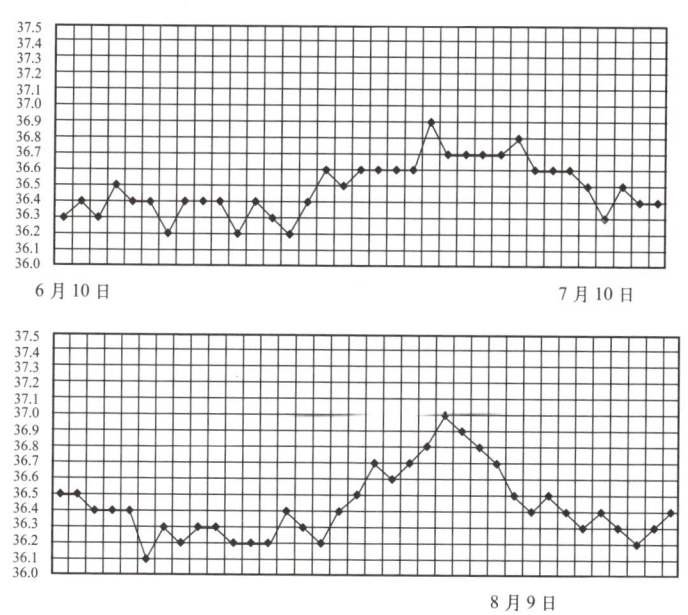

图8 经治4个月，患者分别于7月10日、8月11日月经来潮，经前基础体温双相

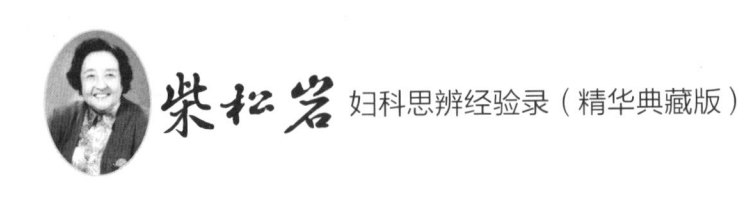

> **处方**：北沙参20g，桃仁10g，夏枯草12g，远志6g，续断20g，冬瓜皮20g，淫羊藿10g，玉竹10g，丹参10g，泽兰10g，枳壳10g，香附10g。20剂。

以后随访3个月，患者月经周期恢复至1个月一行，经前基础体温均双相，排卵恢复。

【按语】

本案首诊辨证脾肾阳虚、气血不足，治法健脾温肾、调养气血。治疗1个月余，基础体温仍呈单相，脉象细滑，提示血海不充为主要病机，兼有肝郁之证。故调整治则，以滋补肝肾、疏肝活血为法治疗。疗程至六诊，患者恢复少量带下，提示血海渐恢复，转以启相火、温肾阳为法治疗。此外，本案患者伴体胖、苔白，显湿阻脉络之象，故整个治疗过程药用泽泻、猪苓、冬瓜皮清利水湿，而少予桂枝温动血脉。

8. 高泌乳素血症闭经验案

桂某，女，27 岁，未婚。初诊日期：2003 年 2 月 18 日。

【主诉】

闭经 3 年。

【病史与现状】

患者 13 岁月经初潮，既往月经 15～90 天一行，经期 4～5 天，经量中，痛经。末次月经 2000 年 1 月，现闭经 3 年。曾人工周期治疗，有月经来潮，停药后仍闭经。现健忘，双侧乳房有少量泌乳，色乳白。纳可，眠佳，二便调。

舌肥淡，脉细滑。

2002 年 7 月 7 日激素水平检查，FSH 为 2.40mU/ml，LH 为 2.60mU/ml，E_2 为 31.60pg/ml，PRL 为 ＞150ng/ml。

2002 年 9 月激素水平检查，PRL 为 318.00ng/ml（正常值 3.24～26.72ng/ml）。

2002 年 12 月激素水平检查，PRL 为 300.0ng/ml，B 超提示子宫偏小。

2002 年 12 月头颅核磁：未见异常。

【辨证】

脾肾不足，肝郁不疏。

【立法】

补肾健脾，疏肝解郁。

【病证分析】

患者闭经、双侧乳房有泌乳，多次检查泌乳素水平明显增高，头颅核磁检查除外垂体腺瘤，西医诊断高泌乳素血症。

患者月经自初潮后无规律周期，月经紊乱，渐至闭经，舌肥脉细，伴健忘，乃脾肾不足之征。肾气亏损，精血不足，血海空虚，无血可溢则闭经；发病日久，焦虑过度致肝气不疏，脾经郁热，乃见溢乳之象。辨证脾肾不足，肝郁不疏。治法补肾健脾，解郁疏肝。

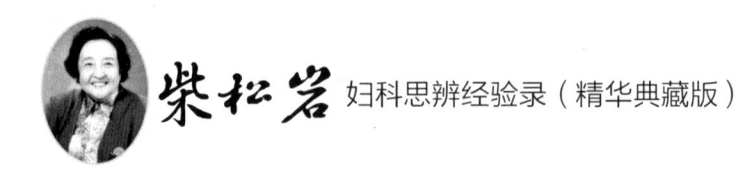

处方：菟丝子15g，当归10g，何首乌10g，远志5g，杜仲10g，山药12g，白术10g，桑寄生12g，玉竹10g，石斛12g，川芎5g，玫瑰花3g。14剂。

首诊方以菟丝子、杜仲为君，补益肝肾。以山药、白术为臣健脾益气，化生气血。以当归、何首乌、桑寄生、石斛、玉竹、远志、玫瑰花为佐。当归、何首乌补血；桑寄生、石斛、玉竹养阴；远志、玫瑰花疏肝。以川芎为使。川芎行血活血，上入巅顶、下入血海，引药归经。诸药配伍，行补肾健脾，养血疏肝之效。用药温而不燥，补而不腻，动静结合。

二诊： 2003 年 3 月 7 日。

基础体温呈单相。仍有泌乳，纳可，二便调。诉平素喜食鱼类。

舌肥红、苔黄厚，脉细滑。

> **处方：** 菊花12g，葛根5g，泽兰10g，续断12g，川芎5g，枳壳10g，茵陈12g，山萸肉10g，莱菔子10g，大腹皮10g，茯苓12g，桑寄生12g。14剂。

首诊药后舌红、苔黄，乃湿热之证。

患者脾虚，脾失健运，水湿内停，有湿则见苔厚，可以理解。然热从何来？

追问病史，患者诉平素长期喜食鱼类等海鲜食品。古之以来，中医学有"鱼生火"之论，长期食用鱼类海鲜，或生湿浊，致体内邪气不得疏泄，或生内热，日久成毒。

二诊现湿热之证，用药宜适当减小补肾力度。温肾养阴补血之品仍可用，但应慎用、少用，防其助湿、助热而成湿热阻滞。二诊调整治法，以清热利湿解毒之法为主，辅以补肾健脾。药用茵陈、莱菔子、大腹皮、枳壳、泽兰清热利湿，以菊花清

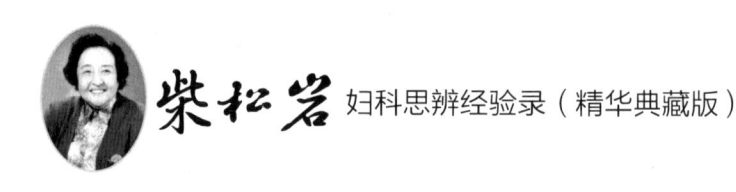

血分毒热。养阴温肾药去首诊方之菟丝子、杜仲、当归、何首乌、石斛、玉竹，仅留桑寄生一味；以茯苓健脾，山萸肉补益肝肾，续断补肝肾调血脉。全方治法目的明确，脾肾不足仍为治疗根本，现见湿邪、热邪，当先去之，以免日久变生湿热阻滞，影响补肾健脾之效。

三诊： 2003年3月21日。

双乳有泌乳，面色青黄，晦黯不泽，无头痛，带下可。舌略右偏，肥黯红，苔白干。脉沉细滑。

处方： 女贞子20g，石斛10g，枳壳10g，丹参12g，川芎5g，川贝母10g，钩藤10g，桔梗10g，远志5g，金银花15g，百合15g，麦芽15g，桃仁10g。7剂。

二诊药后，双乳泌乳持续不断。针对泌乳之症，柴师认为：并非见泌乳必治以收敛、固涩使其回断。有乳不令其排出，乳汁郁积，郁而化热，亦加重热毒之证。可从根源治理，使乳汁不再产生。针对泌乳之症，三诊以"通"法为治，药用丹参、桃仁活血通络，酌加麦芽15g通经下乳。

关于生麦芽应用，柴师经验：麦芽味甘，性平、微温，归脾、胃、肝经，升而能降。因其升发之性，麦芽有健脾和胃之效，亦有回乳、通乳之功。以大剂量60g以上炒用，麦芽可耗气散血而回乳，用治妇女断乳，或乳汁郁积，乳房胀痛之证，凡需断奶回乳者宜用此法；以小剂量10～15g生用，麦芽则消食开胃而催乳，收通经下乳之功。现代药理学研究亦证明，麦芽对乳汁分泌有催乳与回乳的双重调节作用，小剂量催乳，大剂量回乳。

麦芽具有回乳功效，在众多本草书籍中均有记载。《滇南本草》云其"宽中，下气……并治妇人奶乳不收，乳汁不止"。《医学衷中参西录》云："至妇人之乳汁为血所化，因其（麦芽）善于消化，微兼破血之性，故又善回乳。"而对麦芽的通乳功效，尚有不同看法，众多本草著述中亦难查到相关论述，仅有《中国药典》（中华人民共和国卫生部药典委员会，化学工业出版社，2000版）云："生麦芽：健脾和胃通乳，用于脾虚食少，乳汁郁积；炒麦芽：行气消食回乳，用于食积不消，妇女断乳；焦麦芽：消食化滞，用于食积不调，脘腹胀痛，用量9～15g，回乳炒用60g。"

柴师依据多年临床经验认为，生麦芽小剂量运用确有通乳之效。

四诊： 2003年4月8日。

基础体温呈单相上升趋势。大便可，面色黄暗，泌乳改善。

舌体肥黯，舌苔白干，脉细滑。

> **处方**：北沙参20g，玉竹10g，泽兰10g，赤芍10g，金银花10g，百合12g，夏枯草12g，续断20g，红花10g，苏木10g，合欢皮10g，女贞子20g。7剂。

现基础体温有上升趋势。四诊方以养阴清热活血化瘀为法治疗。药用泽兰、赤芍、红花、苏木、合欢皮活血通经，加大活血力度，以鼓动血海。药用北沙参、百合、玉竹养肺胃之阴，补肺以启肾。药用女贞子养肾阴，药用夏枯草、金银花清解肝热。

五诊：2003年7月28日。

末次月经2003年5月8日，经前基础体温呈单相。纳可，二便调。带下不多。

舌黯，脉细滑。

2003年4月8日CT检查：定位显示"蝶鞍区有双边现象，底部明显"。

2003年4月11日激素水平检查，FSH为3.30mU/ml，LH为2.00mU/ml，E_2为<20.00pg/ml，PRL为116.00ng/ml，T为80.00ng/dl，P为4.00 ng/ml。

处方：北沙参20g，桔梗10g，泽兰10g，桃仁10g，夏枯草10g，丹参12g，续断15g，百合15g，地骨皮10g，墨旱莲15g，香附10g，延胡索10g。7剂。

四诊药后于2003年5月8日月经来潮，经期3天。四诊后激素复查泌乳素已由首诊前300.00ng/ml降至现在的116.00ng/ml。头颅CT检查进一步排除泌乳素腺瘤的致病因素。此次经前基础体温仍呈单相，排卵尚未恢复，提示仍肾气不足。五诊治法养阴清热，活血化瘀。仍以北沙参、百合养肺胃之阴，补肺启肾，以墨旱莲养肾阴。药用桃仁、泽兰、丹参、延胡索、香附活血化瘀，以夏枯草继续清肝热，地骨皮清虚热，以续断补肝肾，行血脉，补而不滞。加用桔梗调理气机，加强气化功能。

六诊：2003年8月8日。

末次月经2003年5月8日。现基础体温呈单相，稳定。头痛，二便调。

舌淡，脉细滑。

处方：枸杞子15g，桔梗10g，川贝母10g，墨旱莲12g，杜仲10g，菟丝子20g，山药15g，川芎5g，细辛2g，白芷3g，郁金6g，五味子5g，路路通10g。7剂。

治疗已逾6个月，除于5月偶有1次月经来潮，现又3个月未至。六诊以温肾助阳，养阴活血为法治疗。药用杜仲、菟丝子温肾助阳，以枸杞子、墨旱莲、五味子养肾阴，以桔梗、川贝母增强气化作用，以细辛温通血脉，以郁金、路路通活血，以山药健脾益气，以川芎、白芷引药上行。白芷芳香上达，可通窍治头痛。

以后数诊，依据舌、脉、症辨证，相应施以养阴清热、活血化瘀、理气通络、健脾补肾、疏肝解郁为法治疗3个月。治疗期间，患者双乳泌乳症状逐渐改善，头痛症状消失。

十诊：2003年11月14日。

末次月经2003年5月8日。现基础体温典型上升7天。泌乳明显减少，二便调。

舌黯，脉沉弦滑。

> **处方**：枸杞子15g，柴胡5g，白芍10g，女贞子15g，黄芩10g，当归10g，玉竹10g，地骨皮10g，菟丝子20g，百合12g，藕节20g，荷叶10g。7剂。

现基础体温典型上升7天，已排卵，月经可期。现舌黯，提示有瘀。此时患者值排卵期后，当慎用化瘀之法，仍以补肾为要，药用枸杞子、女贞子、菟丝子。此诊脉有弦象，提示仍有肝郁，药用柴胡疏肝解郁。

十一诊：2003年12月9日。

末次月经2003年11月15日。现基础体温上升10天。未见泌乳。纳可，二便调。

2003年12月5日复查泌乳素，PRL为56.00ng/ml。舌淡黯，脉细滑。

> **处方**：枸杞子15g，杜仲10g，当归10g，香附10g，川贝母10g，炒白芍12g，月季花6g，玫瑰花5g，菟丝子20g，高良姜2g，钩藤15g，椿皮20g。7剂。

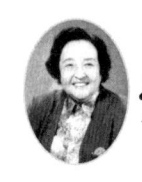

经治，泌乳素降至 56.0ng/ml，泌乳症状亦消失，并于 11 月 15 日月经来潮，经前基础体温呈典型双相。现基础体温已上升 10 天，有排卵。十一诊治法补肾理气活血。药用枸杞子、白芍养阴，香附、当归、月季花活血，菟丝子、杜仲温肾助阳，月季花、玫瑰花疏肝解郁，钩藤清热平肝。

此后患者再于 12 月 9 日月经来潮，经前基础体温呈典型双相，排卵恢复，无泌乳。

【按语】

高泌乳素血症属中医学"闭经""乳泣""月经过少""不孕"等范畴。现代医家将本病责之为肝郁气滞，多从肝经论治，治法以疏肝解郁为主，辅以健脾补肾。

柴师认为：毒邪侵袭，郁积体内，郁而化热，是高泌乳素血症的主要病机。

柴师云：高泌乳素血症病位在脑。从临床舌象观察，患者多舌质偏红，为热象之征，提示发病原因与热的存在有一定因果。毒热侵袭，郁积体内，致"下丘脑-垂体-性腺"生殖轴功能紊乱，肾-天癸-冲任-胞宫轴损伤。毒热可因疾病，或不明时期、不明原因的局部感染，以及脏腑功能失调代谢失司所致。

章二 月经病

　　高泌乳素血症毒之所以存在，源于三个方面。其一，毒源于药物之毒性、偏性。《素问·脏气法时论》云："毒药攻邪，五谷为养，五果为助。"《素问·异法方宜论》云："其病在于内，其治宜毒药。"中医确有疾病治疗需以药物之毒性以毒攻毒。药物之毒如未及时排出而久积体内成邪，则或成隐患。临床中，在部分高泌乳素血症患者发病史中，确实存在在某一阶段，或长期、或过量服用药物的既往病史。其二，毒源于病证。如患者既往因罹患风湿、肝炎、恶性肿瘤等病证，疾病之毒未解可成毒患。其三，毒源于病因。《金匮要略心典》云："毒，邪气蕴结不解之谓。"《古书医言》曰："邪气者毒也。"《诸病源候论·毒疮候》曰："此由风气相搏，变成热毒……"从病因论毒，有外袭之毒及内生之毒之别。外袭之毒或由六淫之邪转化，或由外邪内侵，久而不除，蕴积而成。对高泌乳素血症之毒邪，柴师更强调内生之毒。

　　内生之毒主要来源于两方面。一方面，机体无时无刻产生之代谢废物，乃内生之毒之主要来源。脏腑功能紊乱，代谢产物驻留体内，则成危害人体健康之致病之毒。高泌乳素血症泌乳多非产后泌乳。乳房属阳明经，大肠

143

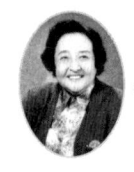

亦属阳明经，如二阳病变，阳明热盛，郁热成毒，循经上扰，则致乳汁郁积，乳房胀痛。故柴师认为，因阳明之病致排泄失司，应为高泌乳素血症泌乳一症之病机。治疗高泌乳素血症泌乳，柴师必问患者大便情况。另一方面，摄入量过多，超出人体生理需要量，遇代谢障碍，疏泄失司，亦可转化为致病之毒。本案患者素喜食鱼类海鲜，久之，蛋白质代谢不及，郁而化热或可成毒。

柴师经验掇菁

高泌乳素血症属内分泌疾病之难医之症，余对此症的治疗原则与方法如下。

（1）清解妻热，调理气机：本病以闭经、泌乳为症，药物选择以走上、走两胁为宜。余常以野菊花、金银花、莲子心、夏枯草、菊花、生甘草清上焦妻热；以桔梗、杏仁、郁金、川贝母、浙贝母、丝瓜络等调理气机；以黄柏、泽泻泻相火。选药不急于用入肾经药；宜用温动药，如杜仲、续断、菟丝子；不宜用敛阴药、滋阴药，如熟地黄、山萸肉、枸杞子、五味子。

（2）泌乳治在阳明：乳房、大肠皆属阳明经，乳房有病，可从阳明而治。清热解毒治法同时，常药用槐花、白头翁，走阳明经，清阳明热毒。

临证需注意高泌乳素血症患者大便变化情况，观察有无阳明病变。常以瓜蒌调理。瓜蒌，甘、寒润降，导痰浊下行，能上清肺胃之热而导滞，下润大肠以通便，且利气宽胸，散结消肿。瓜蒌皮，偏清化热痰，利气宽胸；瓜蒌仁，偏润道化痰，润肠通便；全瓜蒌则兼具皮、仁两者功能。若已症见大便干，可用全瓜蒌润肠通便；若大便尚可，亦可用瓜蒌皮下气宽中。

(3) 泌乳以"通"法为治：对高泌乳素血症之泌乳，非必以固、以收为治，而应以通、以化为主，即以"通"法治之。所谓"通"法，不可仅简单理解为通乳。

按中医经络分布，乳房属阳明胃经，乳头属厥阴肝经。从经、乳的本质看，乳汁为血所化，来源于中焦脾胃而赖肝气疏泄与调节。《景岳全书·妇人规》有云："妇人乳汁，乃冲任气血所化，故下则为经，上则为乳汁。"可见，在高泌乳素血症一病，闭经与泌乳抑或病源相同，均与肝之疏泄有关。清·王旭高对溢乳症状有如下病案记载，似可与余此观点相佐证："……乳房属胃，乳汁血之所化，无孩子而乳房膨

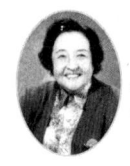

胀，亦下乳汁，非血之有余，乃不循其道为月水，反随肝气上入乳房，变为乳汁……"这段论述记录了在非哺乳期的溢乳症状，指出溢乳是血不循常道为月经，而反随肝气上逆变为乳汁的病机。

因此，治泌乳之"通"法，既有通乳之意，更包括行气下气、化痰利水、活血通络诸治法，以"通"而化郁行滞，给邪以出路。

此法之常用药物为瓜蒌、丝瓜络、通草、生麦芽、丹参、桃仁、月季花等。瓜蒌甘寒润降，导痰浊下行为其所长；丝瓜络善走经窜络，通经活络，行血顺气，可用治女子经闭及乳汁不通；通草清热利水，通气下乳；丹参活血通经；桃仁行瘀通经；月季花甘温通利，入肝经血分，具活血调经功效；麦芽大剂量60g以上敛乳，不可用，小剂量15g生用催乳，可用以为"通"。诸药皆有"通"之共性。

若见乳头胀痒，痒为阳证，多为风热所致。肝经走乳头，肝火旺，肝风动，则可见乳头胀痒。以"通"为治，同时可酌用柴胡、郁金、钩藤、夏枯草疏肝郁、清肝火。如舌苔白腻，示有湿，可加用旋覆花、莱菔子、枳壳行气化湿。

(4)引经药的使用：高泌乳素血症病位在上，其病在足厥阴肝经，兼及督脉。治疗应结合脏腑经络辨证，选用适当引经药增强药效，常以葛根、桔梗、川芎为引经药，载药上行。

葛根味甘、辛，性平，归脾、胃经，轻缓气和，升散微降。《医学启源》云其"气味俱薄，体轻上行"。有《伤寒论》记载，葛根汤可"治太阳病，项背强几几"。葛根走督脉，可用其引经，载药上行。葛根亦辛散，若内热明显，不宜辛散时，可佐白芍敛阴，以防疏散太过，伤及阴液。葛根善入阳明经，兼可解阳明郁火。

桔梗味苦、辛，性平，归肺经，升中有降。《本草求真》云桔梗"可为诸药舟楫，载之上浮"，多用于胸膈以上疾病治疗，用之载药上达，引药至病所。

川芎味辛，性温，归肝、胆、心经，气香升散，性善疏通。《药性赋》称川芎："其用有二：上行头目，助清阳之气止痛；下行血海，养新生之血调经。"此用川芎，是用其上入巅顶之性，引药至病所，而非用其走血之性。

余用葛根、桔梗、川芎作为脑部引经之药，是以其高泌乳素血症病位在脑的理论基础为依据的。引经药既能够起到行气化散血滞的作用，更能促使全方药力随经气循行而通达病所。

9. 垂体泌乳素瘤致闭经验案

石某，女，36岁，已婚。初诊日期：2007年6月8日。

【主诉】

闭经1年。

【病史与现状】

患者既往月经1个月一行，经量多。1993年诊断为垂体泌乳素瘤，手术切除后行放射治疗，放疗后逐渐闭经。服黄体酮后有撤退性出血，不服药时偶有自然月经，末次自然月经2006年6月，现闭经1年。1996年9月起用溴隐亭治疗，每日3片，泌乳素（PRL）值降至正常后逐渐减量，现每日1片。无头痛、无视物异常、泌乳等症状。现纳可，二便调。

舌黯，脉细滑。

2007年5月9日激素水平检查，FSH为20.50mU/ml，LH为13.80mU/ml，PRL为15.60ng/ml，E_2为13.80 pg/ml，T为0.20ng/dl。

【辨证】

阴亏血瘀。

【立法】

养阴清热，化瘀散结。

【病证分析】

患者多年前因垂体泌乳素瘤行手术及放化疗，在一定程度上致阴血重创。阴血损伤，血海不足，阴虚火旺，燥灼营阴，更致血海亏损，经血无溢以下；病程旷久，情志不畅，肝失疏泄，肝气不疏，气郁则血瘀，血滞不行，发为闭经。《万氏女科》云："忧愁思虑，恼怒怨恨，气郁血滞而经不行。"辨证阴亏血瘀，治法养阴清热为主，佐以化瘀散结。

处方：北沙参20g，菊花15g，丹参10g，泽兰10g，玉竹10g，郁金6g，夏枯草12g，茜草12g，路路通10g，槐花5g，瓜蒌皮20g，杏仁10g。20剂。

方中以菊花为君，清解肝经伏热；以北沙参、玉竹为臣，养肺胃之阴以除燥热；以丹参、泽兰、路路通、郁金、茜草、夏枯草、槐花、瓜蒌皮、杏仁为佐。丹参、泽兰、路路通、茜草活血化瘀；郁金、夏枯草疏肝解郁，行血中之气；槐花走大

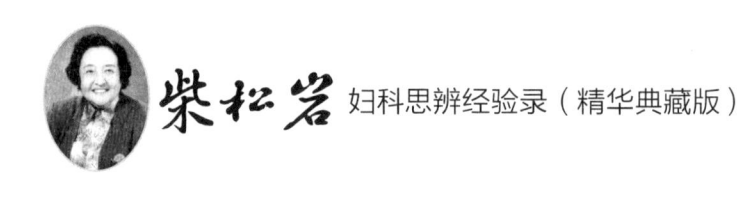

肠经，清阳明之热；瓜蒌皮、杏仁理气清热散结。

二诊：2007 年 9 月 21 日。

末前次月经 2007 年 6 月 20 日，末次月经 2007 年 8 月 30 日，经前基础体温呈近典型双相。现基础体温又有上升。

舌黯红，苔白，脉细滑。

处方：太子参12g，栀子3g，菊花10g，葛根3g，桔梗10g，夏枯草12g，茜草12g，玫瑰花5g，丹参10g，桃仁10g，车前子10g，白茅根15g。20剂。

药后月经恢复，排卵正常，周期后错。继续以清热化瘀治法治疗。二诊时舌见苔白，提示有湿。原方去北沙参、玉竹等养阴药，加栀子、白茅根辅助菊花加强清热之力，加桔梗调理气机。病位在上，加少量葛根取其走督脉颈项之性，引药上行。

【按语】

柴师常以金银花、蒲公英、连翘、栀子、鱼腥草、菊花等药清热解毒。本案处方则独以菊花为君，清解肝经伏热。菊花味甘苦，性微寒。甘凉益阴，苦可泄热。此案用菊花之意，系因该患者病位在脑，菊花具气清上浮之性，柴师依经验用之清解头目肝热，平抑肝阳，实为独到之处。

崩　漏

1. 多囊卵巢综合征致崩漏验案

李某，女，27岁，未婚。初诊日期：2003年8月23日。

【主诉】

阴道不规则出血8年。

【病史与现状】

患者年满18岁时尚无月经来潮。8年前诊断"先天处女膜闭锁"，行处女膜成形术。手术顺利，术后伤口愈合良好，但以后阴道持续少量出血至今未净。血色紫暗，无周期性增多，无腹痛。2000年曾服雌激素治疗2年，阴道出血有周期性增多，但仍持续未净，现停药6个月，阴道出血少量，纳可，眠佳，二便调。

既往曾服药物减肥。

舌黯红，形体肥胖，体毛重。脉沉细滑。

2000年10月17日激素水平检查，FSH为4.4mU/ml，LH为12.6mU/ml，E_2为45.20pg/ml，PRL为10.7ng/ml，T为88.0ng/dl。

2000年10月31日B超检查，子宫三径4.5 cm×3.8 cm×2.6cm，左卵巢7.1cm×3.2cm×3.8cm，右卵巢5.5cm×1.4cm×3.2cm，内见多个卵泡，最大0.5cm。

【辨证】

肾虚血瘀，血海不安。

【立法】

补肾活血安冲。

【病证分析】

患者原发闭经，经查诊断先天处女膜闭锁，处女膜成形术后阴道淋漓出血8年，无周期性月经；体毛重，激素水平检查高睾酮，B超检查可见卵巢多囊改变。

先天禀赋不足，肾之气阴不足；经血色紫黯，舌黯红，脉沉细滑，提示尚有血瘀病机。血瘀则血不归经，溢于脉外，故长期见阴道不规则出血。辨证肾虚血瘀。

患者漏下不止，治法当固涩止血。然柴师指出，患者现有血瘀病机，瘀血不去则新血不得归经，目前单纯收敛止血，或加重瘀血形成，出血难止。首诊在补肾养阴基础上，治以活血化瘀之法。

> **处方**：北沙参20g，车前子10g，茜草10g，月季花6g，益母草10g，夏枯草10g，泽兰10g，女贞子20g，柴胡3g，生牡蛎20g，椿皮10g，百合20g。7剂。

方中以女贞子为君补肾养阴；以北沙参、百合、茜草、月季花、益母草、泽兰为臣，北沙参、百合辅助君药，补肺胃之阴以滋肾阴，茜草、月季花、益母草、泽兰多药活血化瘀；佐以柴胡、夏枯草、生牡蛎、椿皮。柴胡、夏枯草理气，气行则血畅；生牡蛎、椿皮固冲，佐制活血化瘀之品以防其过。全方活血化瘀，养阴补肾，攻补兼施。

二诊：2003年8月30日。

阴道出血量多7天。

舌绛红，脉细滑。

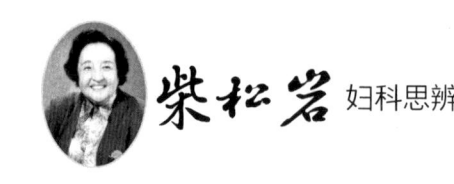

处方：生牡蛎10g，五味子3g，寒水石10g，白芍10g，乌梅10g，仙鹤草12g，覆盆子20g，椿皮12g，小蓟20g，柴胡3g，墨旱莲12g，棕榈10g。7剂。

首诊药后阴道出血量多7天，舌由黯红转至绛红，提示瘀血渐祛。出血量多，阴血不足，阴虚生内热，故二诊转而治以清热固肾收敛止血。二诊方以寒水石、柴胡、椿皮、小蓟清热固冲止血；生牡蛎、覆盆子、仙鹤草、五味子、乌梅、白芍固涩敛阴；墨旱莲养阴清热。

三诊：2003年9月13日。

患者诉现阴道出血较前减少2/3。二便调。

舌肥红，苔白干，脉沉滑。

处方：生牡蛎30g，川柏5g，墨旱莲15g，白芍12g，寒水石10g，黄芩10g，乌梅6g，玉竹10g，小蓟20g，椿白皮15g，莲子心3g，五味子3g。20剂。

二诊药后阴道出血明显减少，三诊延续二诊治法。

四诊： 2003 年 10 月 20 日。

2003 年 10 月 11 日起有 3 天血量增多，近 3 日出血已净。舌肥黯，脉沉细滑。

处方： 生牡蛎20g，墨旱莲12g，生地黄12g，莲子心3g，侧柏炭15g，白芍10g，柴胡3g，仙鹤草12g，大腹皮10g，小蓟20g，香附10g，寒水石10g。14剂。

五诊： 2003 年 11 月 1 日。

此间，患者自诉四诊服药期间阴道出血止。现大便不爽。舌肥红，脉细滑数。

处方： 柴胡5g，北沙参20g，玉竹10g，白芍10g，墨旱莲12g，五味子3g，莲子心3g，黄柏6g，覆盆子15g，女贞子15g，茯苓10g，地骨皮10g。7剂。

六诊： 2003 年 11 月 8 日。

末次月经 2003 年 11 月 7 日。基础体温呈单相。舌肥红，脉细滑。

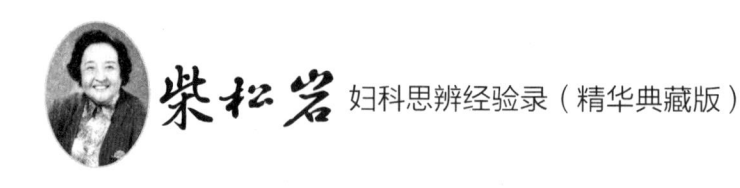

处方：北沙参20g，五味子3g，地骨皮10g，柴胡3g，白芍10g，益母草10g，女贞子12g，牡丹皮10g，川芎5g，寒水石10g，桑寄生15g。7剂。

七诊：2003年11月15日。

末次月经2003年11月7日。现基础体温呈单相，阴道有少量出血。

舌肥嫩红，脉细滑。

处方：生牡蛎30g，地骨皮10g，莲子心3g，柴胡3g，墨旱莲15g，藕节30g，生白芍10g，五味子5g，椿皮20g，侧柏炭20g，黄芩炭10g，小蓟20g。7剂。

八诊：2003年11月22日。

末次月经2003年11月7日，经前基础体温呈单相，经期14天。现血净2天。大便稀。

舌肥红，脉沉细滑。

处方：北沙参20g，白芍12g，五味子5g，地骨皮10g，墨旱莲12g，黄柏6g，覆盆子12g，莲子心3g，生地黄12g，椿皮15g，荷叶10g，藕节20g。14剂。

九诊：2003年12月20日。

出血净。二便调。

舌肥淡红，脉沉滑。

处方：柴胡5g，墨旱莲12g，熟地黄10g，侧柏炭12g，白芍12g，覆盆子15g，牡丹皮6g，仙鹤草10g，椿皮15g，白茅根20g，小蓟20g，地骨皮10g，寒水石10g，香附10g。7剂。

十诊：2004年1月3日。

近半月出血量多。二便调。诉近日体重减轻3kg。

舌黯红，苔白干。脉沉细滑稍数。

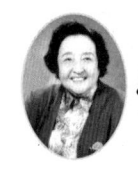

处方：柴胡5g，莲子心3g，侧柏炭20g，白芍10g，墨旱莲15g，白茅根20g，寒水石10g，仙鹤草12g，椿皮15g，黄芩炭10g，小蓟20g，益母草10g。7剂。

十一诊：2004年2月14日。

末次月经2004年2月13日，经量少，经前基础体温呈单相。诉近期体重降低4kg。

舌肥红，脉细滑。

处方：生牡蛎20g，北沙参30g，玉竹10g，荷叶12g，女贞子20g，桔梗10g，仙鹤草12g，白芍12g，鸡内金10g，阿胶12g，莲子心3g，小蓟20g。7剂。

十二诊：2004年3月6日。

诉近3、4天阴道有少量出血。

舌肥红，脉细滑。

章二 月经病

> **处方**：生牡蛎30g，生地黄10g，侧柏叶12g，白芍12g，墨旱莲12g，仙鹤草12g，黄柏6g，覆盆子15g，寒水石10g，白茅根20g，小蓟20g。7剂。

十三诊：2004年4月3日。

近1个月阴道出血为间断性。现血净6天后又有少量出血。基础体温呈单相。

舌肥嫩红，脉细滑。

> **处方**：北沙参20g，牡丹皮10g，地骨皮10g，白芍10g，墨旱莲12g，青蒿6g，荷叶10g，柴胡5g，覆盆子20g，寒水石10g，小蓟20g。7剂。

十四诊：2004年8月21日。

末次月经2004年8月15日，经前基础体温接近典型双相，经期5天，经量中。

舌淡红，脉细滑。

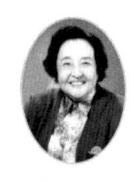

处方：生牡蛎20g，地骨皮10g，莲子心2g，白芍12g，玉竹10g，黄芩10g，柴胡5g，浮小麦20g，小蓟20g，青蒿6g，香附10g。20剂。

柴师经验撷菁

诊病重在辨证，不可见痛止痛，见血止血。有瘀血病机，瘀血不去则新血不得归经，单纯收敛止血，或加重瘀血病情。治疗需在补肾的基础上活血化瘀，药用茜草、月季花、益母草、泽兰化瘀。药后血量增多，复诊舌肥红，脉细滑稍数，提示瘀滞得解，血热尚存。故在原方基础上去活血药，加用寒水石、小蓟、莲子心清热。以后随证加减调整，月经恢复正常，基础体温恢复至呈近典型双相。

2. 子宫内膜增殖症致崩漏验案

案1

靳某，女，42岁，已婚。初诊日期：2003年4月1日。

【主诉】

阴道不规则出血2个月。

【病史与现状】

患者既往月经尚规律，30天左右一行，经期6～7天，经量中。婚后4次流产史。今年2月无诱因阴道不规则出血20天，诊断性刮宫病理提示"子宫内膜单纯性增生伴非典型增生"。术后阴道出血持续未净。现服妇康片每日8片、丙睾每日1片，服药20天，阴道仍有少量出血，无腹痛。现阴道不规则出血连续2个月。纳可，眠佳，二便调。

舌肥黯淡，苔黄干，脉细滑。

【辨证】

脾肾不足，热扰冲任。

【立法】

健脾补肾，凉血止血。

【病证分析】

患者阴道不规则出血2个月，诊断性刮宫病理为"子宫内膜单纯性增生伴非典型增生"，确诊为子宫内膜增殖症，证属中医崩漏。

患者有多次流产史，屡伤肾气；又已至"六七"之年，"六七三阳脉衰于上"，肾气渐衰，封藏失司，冲任不固，乃

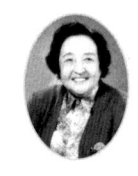

致崩漏；素体脾虚，中气下陷，统摄无权，血溢脉外，亦致崩漏。舌肥黯淡，脉细滑，为脾肾不足之象；苔黄干，提示内有伏热，热伏冲任，迫血妄行，亦致崩漏。辨证脾肾不足，热扰冲任。

> **处方**：太子参15g，黄芩10g，覆盆子20g，小蓟20g，益母草12g，荷叶12g，藕节30g，柴胡5g，生牡蛎30g，仙鹤草15g，玉竹10g，墨旱莲12g，香附10g，金银花15g。7剂。

医嘱：禁食羊肉、辛辣刺激性食物。

首诊治法健脾补肾，凉血止血。以太子参为君，健脾益气。太子参味甘，微苦，性微寒，为清补之品，既能益气，又可养阴，补而不燥。以覆盆子、墨旱莲、黄芩、小蓟、藕节为臣。覆盆子甘温补益，酸以收敛，补肾同时又能固涩止血；墨旱莲酸寒凉血止血，甘寒益肾养阴，二者相须为用，既补肾又可固涩清热止血；藕节收敛止血，兼能化瘀，止血而无留瘀之弊；黄芩、小蓟清血海伏热，凉血止血。以益母草、荷叶、柴胡、生牡蛎、香附、玉竹、金银花共为佐。益母草祛瘀生新；生牡蛎益阴潜阳，收敛固涩，辅佐臣药益阴固冲止血；柴胡、金银花、荷叶辅佐臣药清热；玉竹养阴；香附理气血，佐制固涩药以防收敛太过而留邪。全方君、臣、佐众药协调,静中有动,补而不燥,共达健脾补肾,凉血止血之效。

二诊: 2003年7月4日。

服药后1周阴道出血止。自行服妇康片1个疗程,现停药2个月。末前次月经2003年5月24日,经期7天,经量中,经前基础体温呈单相。末次月经2003年6月22日,经量多,经前基础体温呈单相,无腹痛。现阴道仍有出血,量中,有血块。大便干。

舌肥淡,脉沉细无力。

处方: 太子参20g,生牡蛎20g,黄芩20g,枸杞子15g,升麻3g,墨旱莲15g,益母草10g,远志5g,荷叶12g,侧柏炭20g,小蓟20g,鸡内金6g,白术10g,椿皮10g。7剂。

患者首诊药后阴道出血止,月经来潮2次。因停止治疗2个月,阴道出血又2周。二诊仍以健脾补肾,凉血止血为法治疗。加用升麻。升麻味甘、辛,性微寒,轻浮上行,既升散,又清泄,善升脾胃之阳气。患者素体不足,致脾虚血失统摄,虚而下陷,冲任不固,不能约制经血,发为崩漏,此方药用升麻加强脾之升阳摄血之力。

三诊： 2003年7月15日。

基础体温持续单相。二诊服药后阴道出血量明显减少，无血块。大便干改善。

舌肥，脉细滑。

处方： 柴胡5g，太子参12g，白芍12g，生牡蛎20g，金银花15g，三七粉3g，荷叶120g，椿皮15g，小蓟20g，黄芪15g，覆盆子15g，阿胶12g，益母草10g，何首乌10g，侧柏炭20g。7剂。

二诊药后出血减少，症状缓解。三诊时脉细滑，现阴虚之证，乃因长期出血，血海亏损，阴血不足所致。首诊、二诊治法健脾补肾，凉血止血，以止血为要。三诊时出血症状改善，治法在兼顾巩固止血疗效的同时，加强补养阴血之力。三诊方药用白芍、阿胶、何首乌重养阴血。

四诊： 2003年7月25日。

基础体温呈单相。现药后阴道出血已止1周。纳可，二便调。

舌肥，脉细滑。

处方：柴胡5g，砂仁5g，黄芩10g，女贞子20g，桑椹12g，白芍10g，陈皮6g，茯苓12g，茵陈12g，夏枯草12g，川芎5g，覆盆子15g，莲子心3g，椿皮15g。
7剂。

三诊药后血止。四诊方去止血药，治法健脾补肾。药用女贞子、桑椹、白芍养阴血，恐其滋腻有碍脾运，佐砂仁、陈皮理气化浊。

五诊：2003年8月15日。

血净已1个月。诉近7日阴道有极少量血性分泌物。基础体温呈单相。

舌肥淡，苔黄干，脉细滑。

处方：柴胡3g，黄芩10g，生牡蛎15g，白芍10g，地骨皮10g，仙鹤草12g，墨旱莲12g，寒水石10g，益母草10g，当归10g，川芎5g，续断12g，香附10g，女贞子15g，牛膝10g。7剂。

患者近日阴道再现少量血性分泌物，或月经将至。柴师云：

此时治疗不可急于止血，宜顺势引血下行。五诊方药用益母草、当归、牛膝、川芎、香附活血理气。恐出血过多，佐生牡蛎、仙鹤草收敛固涩。

六诊： 2003年9月5日。

2003年8月15—22日阴道出血量增多，至9月2日出血止，出血持续12天。经前基础体温呈单相。纳可，二便调。舌肥，脉细滑。

处方： 太子参12g，生牡蛎30g，黄芪10g，黄芩10g，枸杞子15g，生白芍12g，墨旱莲12g，月季花5g，椿白皮20g，覆盆子12g，柴胡5g，白术10g，侧柏炭20g，三七粉3g。7剂。

经治，患者于2003年8月15日月经来潮，仍无排卵。现血已止为经后期，治法健脾补肾，固冲止血，巩固疗效。考虑病程已半年之久，病久成郁，郁久一则木克脾土，加重脾虚；二则郁久化热，热扰冲任，加重出血；三则郁久成瘀，亦可致出血加重。故六诊方及后续数诊，始终药用柴胡、月季花，行疏肝解郁之效。

此后持续治疗6诊。其间病情时有反复，阴道出血症状总体呈逐渐好转趋势,有月经来潮,基础体温仍呈单相,排卵功能未恢复。

十三诊: 2003年12月9日。

末次月经2003年11月23日,经期8天,经量中。经前基础体温呈不典型双相。

舌肥淡,脉细滑。

> **处方:** 柴胡5g,莲子心3g,荷叶12g,百合12g,墨旱莲12g,覆盆子12g,椿皮15g,太子参15g,地骨皮10g,白芍10g,侧柏炭20g。7剂。

排卵恢复。十三诊治以疏肝健脾补肾清热之法。

十四诊: 2003年12月26日。

现基础体温典型上升8天。二便调。

舌肥,脉细滑。

> **处方:** 太子参12g,生牡蛎20g,仙鹤草10g,远志5g,侧柏炭15g,覆盆子15g,柴胡5g,炙甘草6g,小蓟20g,益母草10g。7剂。

月经将至。考虑患者一直有出血史,基础体温提示已排卵,现值经前,治法以健脾固冲止血为主,药用太子参、生牡蛎、侧柏炭、覆盆子、小蓟、仙鹤草;佐化瘀之法,药用益母草,致血止而不留瘀。

十五诊: 2004年1月2日。

末次月经2003年12月29日,月经第2天血量增多,伴腰酸腹痛,大便不爽。经前基础体温呈近典型双相。昨日服药后血量明显减少,腹痛腰酸症状缓解。现阴道出血不多。

舌肥,脉沉细滑。

处方: 太子参12g,覆盆子12g,瓜蒌20g,鸡内金10g,茯苓10g,黄芩10g,益母草10g,墨旱莲12g,椿皮10g,仙鹤草12g,合欢皮10g,白梅花10g,小蓟20g。7剂。

治疗6个月,患者分别于2003年11月23日、12月29日月经来潮,周期稳定,经期正常,经前基础体温呈双相,排卵功能恢复。

下图为患者治疗期间,部分阶段基础体温情况。患者自6月20日至8月8日,无明显月经周期,基础体温持续呈单相(图

9），无排卵；治疗6个月后，患者分别于2003年11月23日、12月29日月经来潮，经前基础体温呈双相（图10），排卵功能恢复。

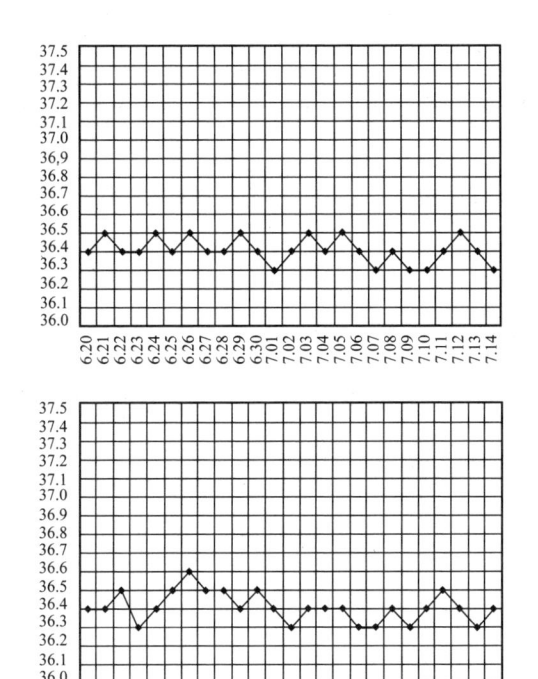

图9 患者6月20日至8月8日基础体温图，均呈单相，无排卵

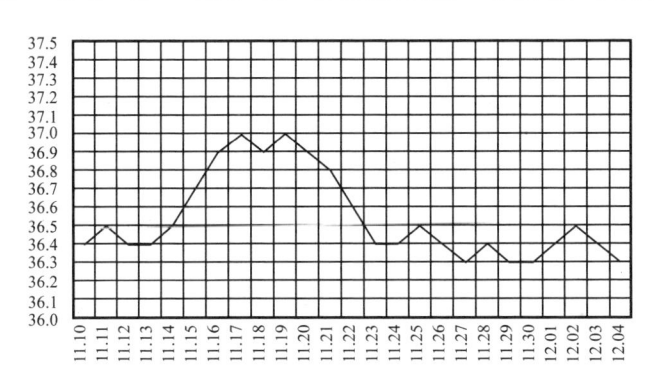

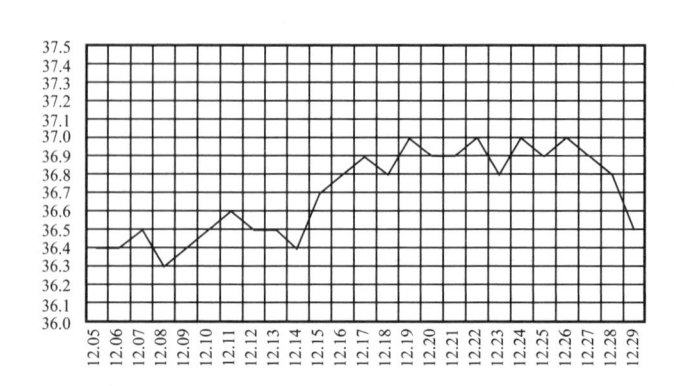

图10　患者治疗后11月23日、12月29日月经来潮，基础体温呈双相，排卵恢复

【按语】

历代医家对崩漏病的治疗，从不同角度提出了相应治疗原则。《黄帝内经》提出"急则治其标，缓则治其本"，《兰室秘藏》提出"崩主脾肾虚，治法重在温补"，《丹溪心法》提出治以"补阴泄阳法"。

柴师治疗本案，健脾补肾，清热止血治法一贯始终，标本同治。值出血期，治法侧重固冲止血，治其标；血止期，治法补养阴血，治其本；病程日久，需考虑肝郁病机的存在，施以疏肝解郁。

章二 月经病

柴师经验撷菁

余治疗崩漏之用药，遵循静中有动、动中有静、补而不燥、补而不腻之原则。

所谓静中有动，即出血期，治法固冲止血，必佐以化瘀理气之法，固而不滞。常以生牡蛎、仙鹤草、墨旱莲、覆盆子、藕节诸药与香附或益母草组成药对相须为用，收固涩收敛与活血化瘀之效。

所谓动中有静，即经前期，治法养血理气，必佐固冲止血之法，以防出血不止。常以益母草、当归、牛膝、川芎、香附诸药与生牡蛎或仙鹤草组成药对相须为用，收理气活血化瘀与固冲止血之效。

以上两种用药之法，用药看似相同，然出血期与血止期组方用药药味选择侧重不同、药量不同，故理法、功效不同。

所谓补而不燥，即对阴血本已不足之证，健脾若选择偏温燥之品，如人参、党参、白术、黄芪等，药力虽强，用之恐愈加耗伤阴血，不宜用，改用清补之品，如太子参，则益气而不伤阴。

所谓补而不滞，即应防养阴药滋腻之弊，佐理气化浊之品。如药用女贞子、桑椹子、白芍养阴血同时，佐砂仁、陈皮理气化浊。

案 2

马某，女，32 岁，已婚。初诊日期：2002 年 7 月 16 日。

【主诉】

间断阴道不规则出血近 6 年。

【病史与现状】

患者月经初潮 16 岁，既往月经规律，周期 30 天左右，经期 6～7 天，经量多。自诉近 5～6 年来无诱因月经紊乱，15～35 天 1 次，每次持续 10～20 天，经量多。2002 年 5 月 10 日行诊断性刮宫，病理为"子宫内膜腺瘤样增生"，之后未进行系统治疗。末次月经 2002 年 6 月 13 日，初起 2 天经量多，以后淋漓出血至今。伴燥热，手足心热，纳可，眠佳，二便调。

舌质红，苔薄黄，面色苍白，脉细滑稍数。

2002 年 7 月 16 日激素水平检查，E_2 为 60.20pg/ml，LH 为 13.20mU/ml，FSH 为 7.00 mU/ml，T 为 221.00ng/dl，PRL 为 3.80ng/ml，P 为 0.49ng/ml。

章二 月经病

【辨证】

热扰冲任,血海不安。

【立法】

清热固冲。

【病证分析】

患者间断阴道不规则出血近6年,诊刮病理为"子宫内膜腺瘤样增生",西医诊断为子宫内膜增殖症,证属中医学崩漏。

《血证论》所言"血与火原本一家""血病即火病,泻火即止血",无非言"火盛动血也"。患者月经周期紊乱,带经日久,伴手足心热,舌红,苔薄黄,脉细滑稍数,均系热证之象。热可由素体阳盛血热、感受热邪、七情内伤肝郁化热、阴虚生内热等多种病因而致。患者既往月经量多,长期慢性失血,阴血亏损。经曰"阴虚阳搏谓之崩",是说阴虚而阳盛始发崩中,阳主气主火,阴本涵阳,若阴不足,唯阳独盛,或将迫血妄行而成崩中。出血间断持续6年,病程日久,更致血虚。气随血脱,故见面色苍白;阴虚生内热,故见燥热、手足心热;舌红,苔薄黄,脉细滑稍数亦为热盛阴虚之证。辨证热扰冲任,血海不安。根据治崩三法——"塞流、澄源、复旧"之原则,首诊治法清热固冲止血以"塞流",乃急则治其标。

> **处方**：生牡蛎30g，寒水石10g，黄芩10g，茅根30g，莲子心3g，藕节30g，川贝母10g，黄柏10g，益母草10g，牡丹皮10g，柴胡5g，小蓟20g。7剂。

首诊方以生牡蛎为君药，收敛固涩，固冲止血，软坚散结。藕节、小蓟、柴胡共为臣药。藕节收涩止血，兼能化瘀，辅助君药止血而不留邪；小蓟性凉清热凉血止血，苦泄破血消肿，兼有甘味，《本草备要》称其"行而带补"，实为具祛瘀生新之功；柴胡升提举陷，辅助君药固冲止血。寒水石、黄芩、茅根、莲子心、川贝母、黄柏、益母草、牡丹皮同为佐药。寒水石、黄芩、茅根、莲子心、黄柏、牡丹皮辅佐君药清热、泻火、凉血、止血；川贝母入肺经补肺气，调理气机，开郁散结，佐制君药以防收敛固涩太过；益母草利水消肿，减缓内膜增生，活血祛瘀亦不留邪。全方诸药固冲止血，亦顾软坚散结，化瘀消肿，多效并举。

二诊：2002年7月23日。

服首诊药后2天阴道出血净。现带下色黄，手足心仍感发热。

舌淡，脉细滑。

2002年7月23日B超检查提示：子宫三径6.0cm×4.1cm×3.6cm，宫内回声均匀，内膜0.5cm，双附件未见异常。

> **处方**：生牡蛎30g，夏枯草15g，茜草炭12g，莲子心3g，墨旱莲15g，茯苓12g，野菊花12g，柴胡5g，荷叶5g，北沙参30g，川贝母10g，百合12g。30剂。经期停药。

首诊药后即血止，舌红改善，苔黄消失。二诊转以"澄源"治其本，治法养阴清热为主。二诊方仍以生牡蛎收涩固冲。长期失血，阴血不足，阴虚生内热，阴虚为本。加用墨旱莲、北沙参、百合养阴清热。

三诊：2002年10月29日。

诉体力较前恢复。现基础体温呈单相平稳。末前次月经2002年10月8日，经量少。末次月经2002年10月28日，经量少。

舌淡红，苔白干，脉细滑。

2002年10月27日B超检查提示，子宫三径7.4cm×4.2cm×3.2cm，宫内回声均匀，内膜厚0.9cm，其间可探及条索状低回声，双附件未见异常。

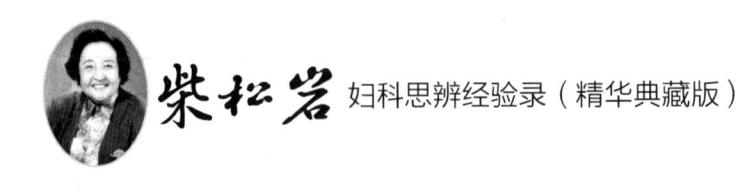

三诊开以下两方。

第一方：见月经停服。

> **处方**：生牡蛎20g，白芍10g，益母草10g，川芎5g，石斛10g，熟地黄10g，阿胶12g，当归10g，茜草炭12g，车前子10g，地骨皮10g，枳壳10g。10剂。

第二方：月经第5天始服。

> **处方**：生牡蛎20g，墨旱莲12g，北沙参20g，玉竹10g，地骨皮10g，生地黄10g，寒水石10g，合欢皮10g，土茯苓20g，女贞子20g，覆盆子12g，三七粉3g。10剂。

二诊药后出血症状改善，三诊可在"澄源"基础上乘势"复旧"，即考虑血止后的恢复。根据经前、经后不同生理阶段特点，开两处方，嘱患者在月经不同时期服用。

经前方：治法重养阴血。药用白芍、石斛、熟地黄、阿胶、当归等。考虑患者子宫内膜腺瘤样增生，目前子宫内膜偏厚，佐生牡蛎固冲收涩，同时软坚散结；益母草、茜草化瘀止血，车前子利水消肿，期待改善异常增生之内膜；枳壳行气佐制补养阴血之品滋腻壅滞。

经后方：治法养阴清热。养阴药之选择则与经前方不同，侧重选择兼具清热功效之品，如北沙参、玉竹、生地黄、墨旱莲、女贞子等。加用寒水石、土茯苓清热泻火利湿；三七粉化瘀止血消肿；覆盆子收敛固涩同时补益肝肾。

四诊： 2003年8月10日。

患者诉药后出血症状缓解，恢复正常月经2个月，基础体温均呈不典型双相。后停药2个月，病情有所反复。末次月经2003年8月1日，近2天血量增多，纳可，眠佳，二便调。

舌淡肥，脉细滑。

处方： 生黄芪15g，女贞子15g，阿胶12g，白术10g，生牡蛎20g，夏枯草12g，黄柏6g，覆盆子15g，山药15g，柴胡5g，合欢皮10g，茯苓10g，桑寄生20g，白芍12g，枸杞子15g，三七粉3g。30剂。

近日虽因病情反复，但阴虚内热状况基本改善，舌红、苔黄、脉数、燥热、手足心热等症状消失。四诊时虽仍表现为出血，但舌由淡红见肥象，病机已与首诊阴虚内热，热扰冲任，迫血妄行有较大不同。目前出血病机应考虑脾气不足，血失统摄，无以约制经血。脾虚成因有二，一则服用补养阴血药日久，滋腻碍胃，伤及脾气；二则病程日久，肝气不疏，木克脾土而致脾虚。治法转以健脾益气。四诊方以黄芪为君，甘温纯阳补中益气，以白术、山药、茯苓为臣，辅助君药健脾益气。

【按语】

对崩漏一症的治疗，明代方约之《丹溪心法附余》提出："初用止血以塞其流，中用清热凉血以澄其源，末用补血以还其旧。若只塞其流不澄其源，则滔天之势不能遏；若只澄其源不复其旧，则孤子之阳无以立。故本末无遗，前后不紊，方可言治也。"即所谓"塞流""澄源""复旧"治崩三法。

崩漏既为出血性疾病，治疗当以止血为首要，故"初用止血以塞其流"；若血势已缓或出血已止，则宜正本清源，即辨证求因，审因论治，治病求本，此所谓"中用清热凉血以澄其源"；治疗终以恢复正常月经为目的，故在澄源治本的基础上，需调补虚损以复其常，即"末用补血以还其旧"。

具体到本案，柴师先以清热泻火之法，凉血止血，

章二 月经病

> 急则治其标——塞流；再究其热源，以养阴清热之法补阴血，缓则治其本——澄源；终以补肾养阴、健脾益气之法，固冲调经——复旧，标本同治。

柴师经验撷菁

所谓"治崩三法"，并非治疗崩漏的三种具体方法，实乃针对崩漏不同阶段所采取的三个治疗步骤。同是出血，在疾病的不同阶段，病症不同，病机不同。需依据症、舌、脉之变化不同，随时辨证，调整治则。

（1）塞流当分缓急、轻重。"暴崩多虚，久漏多瘀"。经血非时而下之际，多为肾失封藏、脾失统摄而气不摄血。不仅可使气血骤虚而正气耗损，甚则每有气随血脱、阳随阴亡之虞。若见突然出血量多，法当固冲摄血、收敛止血，以迅速止血或控制出血，常药用生牡蛎、侧柏炭、小蓟、仙鹤草等；若属久漏量少、淋漓不净，则每多兼有瘀血，所谓"瘀血不去，新血不能归经"，可在辨证用药基础上，加用茜草炭、益母草、炒蒲黄、三七粉等。此亦所谓"急则治其标"。

（2）澄源当辨寒、热、虚、实。《内经》有"阴虚阳搏

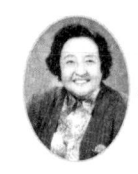

谓之崩"之说，张景岳有"血动之由，惟火惟气"之论。血热妄行和气虚不摄是崩漏等出血性病证的主要病机。尚有阴虚内热、瘀血内阻、湿热蕴结、肝郁化火，或以上数端相互兼挟者。临证当详辨其属寒、属热、是虚、是实，抑或寒热错杂、虚实互见，据证施治。

属阴虚内热者，治以养阴清热。常用药物女贞子、墨旱莲、地骨皮、栀子、白芍、枸杞子、侧柏炭、小蓟等，滋阴凉血、止血调经；属瘀血内阻者，治以化瘀止血，常用药物郁金、月季花、桃仁、苏木、茜草炭、益母草、炒蒲黄、当归等，祛瘀止血调经；属湿热蕴结者，治以清热利湿、固冲调经，常用药物荷叶、黄连、莲须、椿皮、茵陈、扁豆等；属肝郁化火者，治以清肝解郁、止血调经，常用药物柴胡、夏枯草、川楝子、黄柏、玫瑰花等；属气虚不固者，治以益气摄血、止血调经，常用药物生黄芪、太子参、白术、山药等；属以上诸证相互兼夹者，则宜合法合方、灵活化裁以治。

(3) 复旧重在补肾、调肝、益脾，调补冲任气血：肾主封藏，为月经之本。肝藏血、主疏泄。二者主持并调节冲任、胞宫之蓄溢开阖；脾为气血生化之源，主统摄冲任气血。故复旧多以补肾、调肝、健脾、调补冲任气血之法，因宜选方，随证加减。

（4）对于子宫内膜增殖症引起阴道异常出血，在止血同时，应不忘软坚散结，利水消肿，活血化瘀。唯此，可期减缓子宫内膜异常增生，改善局部病变。

3. 功能失调性子宫出血验案

白某，女，14岁，学生。初诊日期：2004年12月14日。

【主诉】

阴道不规则出血近10个月。

【病史与现状】

患者11岁月经初潮，21～30天一行，经期14天，经量中。2004年2月起无诱因阴道出血至今，有周期性增多。现阴道出血量多，无腹痛，口渴，眠佳，二便调。

平素喜食羊肉。

舌红，苔白干，脉细滑稍数。

2004年7月14日B超检查，子宫三径3.9cm×2.4cm×4.7cm，子宫内膜厚度0.7cm，左卵巢3.8cm×2.2cm，右卵巢

2.8cm×1.3cm，内见成熟卵泡 2.0cm×1.6cm。

【辨证】

血海伏热，冲任不固。

【立法】

养阴清热，固冲止血。

【病证分析】

患者阴道出血 10 个月，并有周期性增多，证属中医学"崩漏"。

患者平素喜食羊肉。羊肉性辛热，长期食用隐伏热邪。热盛灼伤阴液，迫血妄行，血溢脉外，故见阴道不规则出血；值"二七"之龄，肾气渐盛，天癸将至，此时血海不安，冲任不固，亦可致出血；热伤津液，故见口渴；舌红，脉细滑稍数，阴虚内热之象。辨证血海伏热，冲任不固。治法养阴清热，固冲止血。

处方：地骨皮10g，白芍10g，莲子心3g，侧柏炭15g，益母草5g，茅根20g，黄柏6g，五味子5g，泽泻5g，棕榈炭12g，生地黄10g，小蓟15g。7剂。

方中以茅根、小蓟为君，清热凉血止血；侧柏炭、白芍、五味子、地骨皮、莲子心、生地黄共为臣药。侧柏炭辅君药清热止血，白芍、五味子敛阴血、固冲任，地骨皮清下焦虚火，莲子心、地黄清热凉血止血。佐以黄柏、棕榈炭、益母草、泽泻。黄柏燥湿除热，棕榈炭收敛止血，益母草化瘀止血，以促进宫缩。考虑现为经期第2天，恐止血收涩太过，佐用泽泻5g走下。

二诊：2004年12月24日。

首诊药后阴道出血量较前明显减少，色鲜红，无腹痛。

舌苔薄黄，脉沉滑。

处方：柴胡5g，生牡蛎20g，覆盆子10g，黄柏5g，墨旱莲20g，地骨皮12g，百合12g，椿皮15g，小蓟20g，益母草5g，茅根20g，莲子心3g，荷叶10g，藕节30g。14剂。

首诊药后阴道出血减少，舌红、脉稍数亦改善，提示血热病机改善。二诊仍见血色鲜红，舌苔黄，表明热象尚未完全消失。二诊守原法，清热止血。考虑久病肾气损伤，加生牡蛎、覆盆子、柴胡、墨旱莲。生牡蛎固冲止血，覆盆子补肾固冲，柴胡升提、清热，墨旱莲敛性，养阴清热。

三诊：2005年1月7日。

药后2004年12月28日阴道出血止。现基础体温呈单相。二便调。近日感冒。

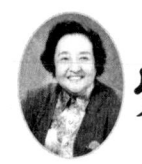

舌苔薄白、干,脉细滑。

> **处方**:柴胡5g,阿胶12g,女贞子10g,远志6g,白芍10g,金银花10g,侧柏炭10g,地骨皮10g,百合10g,椿皮10g,莲须10g,连翘15g。14剂。

二诊服药3剂后即血止。三诊守原法,继续以阿胶、女贞子、百合、白芍养阴血;柴胡、金银花、地骨皮、椿皮、连翘清血热,佐远志、百合缓急迫,安神志。

【按语】

柴师善用生牡蛎配生地黄治疗青春期功能失调性子宫出血。

牡蛎味咸、涩,有收敛固涩之效;其性寒质重,又具益阴潜阳之功。《本草备要》言可"治遗精崩带",《药性论》曰"主治女子崩中,止盗汗,除风热,止痛"。《医学衷中参西录》载安冲汤,用牡蛎配黄芪、白术、海螵蛸治脾虚之漏下;《女科证治约旨》载加味固阴煎,以牡蛎配伍知母、黄柏、生地黄治疗阴血内热之崩中漏下。

生地黄味甘、苦,性微寒,具滋阴清热凉血补血之功效。《日华子本草》曰可治"妇人崩中血晕",《别录》云主"女子伤中,胞漏下血"。《圣济总录》载地黄汤,用生地黄与黄芩、当归、艾叶配伍,治妇人阴虚血热,崩漏不止。

柴师以生牡蛎与生地黄合用,生牡蛎益阴潜阳、收敛固涩,生地黄滋阴清热凉血补血,二药相须为用,一涩一补,既清热凉血固涩止血,又补充出血所耗之阴。生牡蛎与生地黄药量比例2:1。出血量多,药量相应增加;出血量少,药量相应减少,但二者总体比例不变。

柴师经验掇菁

生牡蛎治疗出血性疾病,因人、因证、因病、因不同月经时期,有不同用方法。

(1) 生牡蛎敛性较强。对无卵泡、无排卵患者,一般不提倡使用。若确需使用,也应同时配香附行气通滞,固而不滞。

(2) 对月经周期过短之患者,经血刚净之时可乘势加大生牡蛎剂量,专取其收敛固涩之性,以期推迟排卵,延长月经周期。

撰文至此,尚有一段题外之话。余曾依据对生牡蛎可推

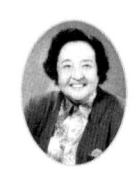

迟排卵期作用的认识，药用生牡蛎指导分居之妇受孕。20世纪60年代，某适逢生育年龄之妇，因夫妻长期两地分居同房过少，婚后一直未孕。某日，与余聊及此事，余据其以往月经周期规律，推测下次排卵日期，恰其夫预计于此次排卵期后可返家与妻同房。于是，开小方一首嘱其妻服用。此方即以生牡蛎为君，意在推迟排卵期，嘱妻服。夫于推测排卵日第4日返家与妻同房，妻当月妊娠。以此事论证生牡蛎有推迟排卵期的作用，实乃个人经验之谈，尚需科学论证。

（3）带经日久者，可用生牡蛎止血，但须把握用药时机，一般选择在月经第5天开始用药，以免影响正常行经。

（4）淋漓出血者，接近月经期不可用生牡蛎，避其固涩收敛之性干扰正常月经周期。

痛　经

1. 残角子宫致痛经验案

魏某，女，20岁，未婚。初诊日期：2002年8月10日。

【主诉】

痛经8年，近4年加重。

章二 月经病

【病史与现状】

患者月经初潮12岁,既往月经规律,周期30天,经期5～7天,经量中,痛经,近4年经期腹痛加重。末次月经2002年7月22日。现面色青黄,纳呆,眠可,二便调。

舌肥嫩淡黯,苔白腻,脉细滑无力。

2002年8月7日B超检查提示,子宫后位,子宫三径4.7 cm×4.6 cm×4.4 cm,宫腔居中,子宫内膜厚度1.1 cm,呈团状;子宫右前壁外凸,实性组织约3.6 cm×3.4 cm×3.0 cm,内可见液性暗区。左卵巢4.9 cm×3.4 cm×2.8 cm,内见囊性包块3.4 cm×2.8 cm,右卵巢直径2.4 cm。

【辨证】

脾阳不足,寒湿阻滞。

【立法】

健脾利湿,温通经脉。

【病证分析】

患者月经初潮即痛经,近4年加重。B超检查可见子宫右侧低回声区,内有液性暗区,疑为残角子宫。可以推测,患者由于先天生殖器官发育异常,经血引流不畅致原发痛经。患者现20岁,未婚,要求以中药保守治疗改善症状。

患者自幼喜食冷饮,易伤及脾阳,运化不利,寒湿内生,

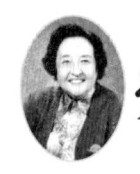

瘀阻胞脉，不通则痛，故见痛经；寒湿阻滞，阳气不得外达，故见面色青黄；脾虚湿阻，运化失司，故见纳呆；舌肥嫩淡黯，苔白腻，脉细滑无力亦为脾阳不足寒湿阻滞之征。

> **处方**：冬瓜皮20g，泽兰10g，茯苓12g，半夏3g，萆薢12g，夏枯草12g，木香3g，荔枝核6g，茜草炭12g，丝瓜络10g，川芎5g，延胡索6g。7剂。

柴师观点：见其证用其药。目前湿浊阻滞为主要病机，治疗应先祛伏邪——湿邪，湿祛再行健脾温经止痛之法，否则引邪入里，痛经抑或加重。

首诊治法以除湿化浊为主。以冬瓜皮为君，利水化浊；以茯苓、萆薢、半夏为臣，辅助君药加强利湿化浊作用；佐以泽兰、夏枯草、木香、荔枝核、茜草、延胡索、丝瓜络。泽兰、茜草化瘀散结，泽兰同时又具通利水湿之功，辅佐君药化湿，夏枯草软坚散结，木香、荔枝核温通经脉，丝瓜络理气通络，延胡索辛散苦泄，活血行气温经止痛；川芎引药下行为使药。全方重在利湿化浊以解伏邪，佐温通经脉、化瘀散结。

二诊：2002年8月20日。

末次月经2002年7月22日。面色欠润，大便稀。

舌肥大而红，脉细滑。

处方：冬瓜皮20g，太子参12g，莲子心3g，白术10g，续断20g，茯苓10g，浮小麦15g，当归10g，菟丝子15g，丹参10g，杜仲10g，合欢皮10g，车前子10g，三七粉3g。7剂。

首诊药后苔白腻消失，提示湿浊化解。二诊方续用冬瓜皮利水化浊，巩固疗效。舌肥大，大便稀，系脾肾不足之证。二诊行健脾之法，一则以太子参、白术、茯苓补益脾气，二则据五行理论"火生土"，药用浮小麦、莲子心、合欢皮补心气、清心火、安神志，达扶脾之功。

三诊：2002年8月27日。

末次月经2002年8月23日，经行腹痛消失，经量如常。现阴道仍有少量出血。

舌肥嫩黯，脉细滑。

处方：枸杞子12g，墨旱莲12g，薏苡仁15g，续断15g，荔枝核10g，枳壳10g，当归10g，车前子10g，郁金6g，地骨皮10g，砂仁6g，川芎5g。14剂。

二诊方药后痛经缓解。现值经后期，三诊治法补肾化浊，理气行滞。延胡索具活血行气止痛之效，然经后期不宜用，以防出血之弊；荔枝核温经通络止痛，入血海走下，经后期可用。

四诊：2002年9月10日。

末次月经2002年8月23日，基础体温呈单相。纳可，二便调。

舌肥淡，脉沉滑。

处方：柴胡5g，太子参12g，炒白芍10g，白术10g，远志5g，巴戟天5g，川芎5g，当归10g，车前子10g，丝瓜络10g，桑寄生12g，杜仲10g。14剂。

四诊之日值患者月经第17天，基础体温未上升。舌肥、脉沉滑，仍提示脾肾阳虚，治法健脾温肾利湿通络。

五诊： 2002年9月23日。

末次月经2002年8月23日。现基础体温典型上升后稳定。纳可，二便调。

舌肥淡黯，苔白，脉细滑无力。

> **处方：** 柴胡5g，白芍10g，薏苡仁20g，桑寄生20g，桔梗10g，乌药10g，百合15g，茯苓12g，合欢皮10g，荔枝核10g，川芎5g，杜仲10g，当归10g，益母草10g。
> 7剂。

患者近日基础体温上升后稳定，月经将至。五诊治法与四诊不同，未用巴戟天温补肾阳。柴师经验，对有痛经之症者，经前补肾阳不宜用巴戟天，可用辛温香窜之乌药。乌药上走脾肺，下达肾与膀胱，温肾散寒，又行气止痛。

六诊： 2002年10月18日。

末次月经2002年9月26日，经前基础体温呈近典型双相。经期腹痛有反复，伴下腹坠胀。纳可，二便调。

舌肥黯，脉细滑。

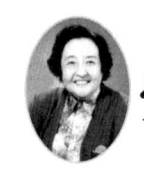

处方：当归10g，车前子10g，川芎5g，巴戟天5g，阿胶12g，远志6g，桑寄生15g，杜仲10g，何首乌10g，炒白芍10g，荔枝核10g，三七粉2g。14剂。

患者药后已2次月经来潮。柴师指出，虽第2次月经时痛经又有反复，据舌象辨证，此时病机已与首诊不同。首诊见苔白腻，是湿浊阻滞之征，为"不通则痛"，治法以利湿化浊为主；六诊时见舌肥黯，乃气虚血虚之象，为"不荣则痛"，治法以养血温经为主。六诊方以当归、阿胶、炒白芍、何首乌众药养阴血，巴戟天、杜仲、荔枝核温肾通络，车前子走下利湿。全方重在养血温经通络。

以后患者每月均有月经来潮，经期腹痛仍时有发作，但持续时间逐渐缩短。其间，患者无其他不适，多舌肥嫩黯、脉细滑，辨证脾肾阳虚，治法补肾健脾，温经通络。

十五诊：2003年3月21日。

末次月经2003年2月27日。近2个月经期腹痛基本缓解，经前基础体温呈近典型双相。纳可，二便调。

舌肥淡，脉细滑。

处方：菟丝子20g，阿胶12g，远志5g，女贞子20g，鸡内金10g，萆薢12g，川芎5g，木香3g，荔枝核10g，香附10g，枳壳10g，月季花6g。20剂。

【按语】

柴师治疗本案经验如下。

(1) 治法思路：通过温补脾肾，填补冲任，致经血调畅，缓解、改善痛经症状。虽以补为治疗重点，亦应有疏有利，张弛有度，过之不宜。本案十五诊，药用菟丝子为君，补肝肾，益精血，温而不燥；辅阿胶、女贞子为臣，阿胶，滋阴补血，女贞子滋补肝肾，补而不燥、不腻，君、臣各药温肾养血，乃张弛有度之"张"；药用鸡内金、木香、荔枝核、香附、枳壳、远志、川芎、月季花共为佐药。鸡内金消导化滞，木香、荔枝核、香附、枳壳行气温通为"疏"；川芎、月季花活血理气为"利"，疏利结合，乃张弛有度之"弛"。众药配伍，有补、有疏、有利，相得益彰。

(2) "症"是现象，"证"乃本质。本案首诊、六诊

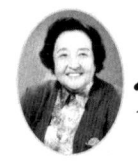

> 同以痛经为症，由舌、脉辨证，虚实有异，病证不同。痛经无论虚、实，均与患者素体状况有关，或为气血、肾气之虚，或有寒邪、瘀血、湿热等病因潜伏，临证必辨证、求因、治本，治法方有的放矢。

2. 子宫内膜异位症致痛经验案

案1

温某，女，17岁，未婚。初诊日期：2004年4月13日。

【主诉】

痛经3年。

【病史与现状】

患者14岁月经初潮，既往月经规律，周期30天，经期5～6天，经量多。一般经前3天出现腹痛，持续至月经第2天，需服止痛药。2003年2月13日腹腔镜下行双卵巢内膜异位囊肿剥除术，术后曾用醋酸曲普瑞林治疗3个月，2003年7月月经恢复，周期紊乱，1～2个月一行，经量少，仍伴腹痛。末次月经2004年2月28日。现纳可，眠欠安。

患者平素喜食冷饮（包括经期和冬季）。

舌黯红，苔白，脉细弦滑。

章二 月经病

【辨证】

湿瘀互结。

【立法】

利湿化瘀，散结清热。

【病证分析】

患者现17岁，既往有痛经史，曾于腹腔镜下行双卵巢子宫内膜异位囊肿剥除术，子宫内膜异位症诊断明确，中医诊断痛经。

异位的内膜在子宫腔以外周期性出血，血无出路，瘀而聚成结节或包块，不通则痛；平素喜食冷饮，损伤脾气，脾运不利，水湿内生，湿瘀互结，阻塞冲任胞脉，不通则痛。湿瘀日久化热，以致月经失调。柴师云：本案治疗应以"化"法为主。所谓"化"，非通常之"化瘀"概念，包含化解、化瘀、化浊、化热四重含义。化解即散结理气，化瘀即活血化瘀，化浊即利湿化浊；亦应针对湿瘀化热，佐以清热之法。辨证湿瘀互结，治法利湿化瘀散结止痛。

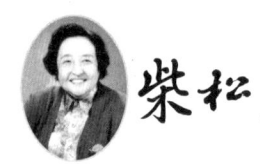

> **处方**：生牡蛎20g，墨旱莲12g，薏苡仁12g，茯苓20g，女贞子20g，夏枯草12g，桔梗10g，萆薢10g，远志6g，三七粉3g，蒲公英12g，川芎5g。7剂。

首诊方以生牡蛎为君，软坚散结；以桔梗、夏枯草、薏苡仁、萆薢共为臣。夏枯草辅助君药散郁结，桔梗调理气机，薏苡仁、萆薢利湿化浊。以墨旱莲、女贞子、三七粉、蒲公英、茯苓为佐。患者停经已近2个月，月经后错，考虑与醋酸曲普瑞林抑制卵巢储备功能有关。治疗痛经同时，应注意滋养肾阴，佐女贞子、墨旱莲滋补肝肾。佐三七粉化瘀止痛，茯苓健脾渗湿，蒲公英清热。以川芎为使，引药入血，活血理气止痛。全方重在"化"——化解、化瘀、化浊、化热，兼行补肾之效。

二诊：2004年4月30日。

末次月经2004年4月17日。仍诉经期腹痛，经血量多，二便调。

舌淡黯，脉细滑。

处方：当归10g，车前子10g，茯苓10g，薏苡仁20g，月季花6g，川楝子6g，枳壳10g，炒白芍10g，杜仲10g，桑寄生15g。10剂。

首诊药后月经恢复。经血量多，舌淡黯，脉细滑，提示血气不足之证。考虑值经后期，治法转以补养阴血，利湿理气。药用当归、炒白芍、桑寄生养阴血；车前子、茯苓、薏苡仁利水湿；川楝子、枳壳理气。

三诊：2004年5月21日。

末次月经2004年4月17日。现基础体温上升10天。二便调。舌肥淡，苔干，脉细滑。

处方：萆薢12g，生牡蛎20g，川芎5g，夏枯草12g，川楝子6g，炒白芍10g，桑寄生15g，金银花15g，百合12g，茜草12g，桃仁10g，益母草10g。14剂。

基础体温上升10天，提示有排卵，月经将至。三诊继续以"化"法为主治疗。仍以生牡蛎、夏枯草软坚散结；去三七粉致以益母草、茜草、桃仁化瘀滞；改桔梗以川楝子理气。

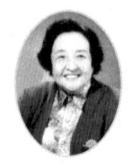

以后陆续治疗6诊，均以"化"法调整方药。药后分别于2004年5月17日、6月18日、7月20日、8月21日、9月18日月经来潮，周期稳定，经前基础体温均呈近典型双相，经期腹痛未再发生。

柴师经验撷菁

子宫内膜异位症从本质上说是一种阳证、热证、实证。湿瘀互结，瘀阻冲任胞脉，不通则痛，瘀阻日久，聚积成癥，此皆实证；湿瘀日久化热，舌黯红，此为热证、阳证。对子宫内膜异位症的中医治疗，余提出了"化湿浊、祛瘀滞、散结聚、解妻热"的总体治疗法则。

如本案子宫内膜异位症之湿瘀互结证，余以"化"法为主，化解、化瘀、化浊、化热，药用茜草炭、三七粉化瘀滞（尤其用在经前、经期），车前子、草薢、薏苡仁、茯苓、冬瓜皮利水湿，鱼腥草、蒲公英、金银花清解血分瘀热，生牡蛎、夏枯草软坚散结，多途径并举治之。

章二 月经病

案 2

张某,女,40 岁,已婚。初诊日期:2003 年 11 月 7 日。

【主诉】

痛经 5 年。

【病史与现状】

患者既往月经规律,周期 30 天一行,经期 4～5 天,经量中,无痛经。婚后生育一胎,此后又怀孕 4 次,均行药物流产。5 年前末次药物流产后出现痛经。2003 年 5 月妇科检查骶韧带有触痛结节,疑为子宫内膜异位症,未予治疗。末次月经 2003 年 10 月 25 日,经期腹痛加剧。现纳可,睡眠佳,二便调。

舌肥红,脉细滑。

【辨证】

气滞血瘀兼有内热。

【立法】

活血理气,清热散结。

【病证分析】

患者药物流产后痛经 5 年,曾经妇科检查骶韧带有触痛结节,疑为子宫内膜异位症,证属中医痛经。

所出之血无路可循,局部瘀积,血瘀则气滞,气血运行不畅,不通则痛,故见经期腹痛;血瘀日久生热,故见舌红。辨证气滞血瘀兼有内热，治法活血理气，清热散结。

> **处方**：柴胡5g，金银花12g，地骨皮10g，合欢皮10g，野菊花12g，夏枯草12g，远志6g，川楝子6g，生牡蛎15g，茜草炭12g，三七粉3g。10剂。

首诊方以柴胡、川楝子疏肝理气，以茜草、三七粉、生牡蛎化瘀散结，以金银花、野菊花、地骨皮、夏枯草清解内热，以远志、合欢皮养心安神。

二诊：2003年11月21日。

末次月经2003年11月15日。经期腹痛未发作，经量中，经期5天。现纳可，睡眠佳，二便调。

2003年11月11日B超检查，子宫三径8.2cm×6.1cm×6.2cm，子宫内膜厚度0.7cm，后壁短线状回声，左卵巢区可见5.5cm×3.8cm边界不清低回声包块，与子宫紧贴，右附件可见3.7cm×3.4cm边界不清低回声区。

B超检查提示，子宫腺肌症，子宫内膜异位囊肿。

舌肥绛红，苔黄，脉细滑。

处方：柴胡5g，茵陈12g，萹蓄10g，瞿麦6g，延胡索10g，川楝子6g，茯苓15g，荷叶10g，萆薢12g，白芍10g，蒲公英10g，三七粉3g。7剂。

首诊药后经期腹痛明显缓解。据近日B超检查确诊子宫内膜异位症。现舌肥绛红、苔黄，提示内有湿热。二诊在首诊活血理气，清热散结治法基础上，施清利湿热之法，药用茵陈、萹蓄、瞿麦、萆薢、荷叶。

三诊：2004年3月12日。

2004年3月B超检查提示，双卵巢囊肿消失。末次月经2004年3月10日，经期腹痛明显减轻。

舌红，脉细滑。

处方：柴胡5g，枳壳10g，月季花6g，夏枯草12g，远志6g，茯苓20g，蒲公英12g，连翘12g，百合12g，川芎5g，荷叶10g。7剂。

现舌红减轻，苔黄消失，经期腹痛明显缓解，复查B超，双卵巢囊肿消失，疗效判定显效。湿邪已解，继续以活血理气，

201

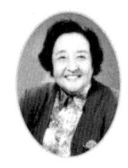

清热散结之法巩固疗效。

【按语】

本案辨证气滞血瘀兼有内热，治法活血理气，清热散结。分别药用柴胡、金银花、蒲公英、野菊花清热解毒；茜草、三七粉、延胡索活血化瘀；夏枯草、生牡蛎软坚散结；茵陈、瞿麦、萹蓄、萆薢清热利湿；川楝子理气止痛；白芍缓急止痛；合欢皮缓急迫。药后4个月患者复诊，经期腹痛明显减轻，双卵巢囊肿消失。

柴师经验撷菁

根据子宫内膜异位症病理演变过程，结合症候，余将本病辨证为气滞、血瘀、热伏、湿阻诸证，相应治以理气、化瘀、清热、利湿、散结之法。

(1) 理气之法，常用药柴胡、川楝子、枳壳、香附。

(2) 化瘀之法，常用药茜草、蒲黄、三七粉。

(3) 清热之法，常用药金银花、野菊花、蒲公英、夏枯草、鱼腥草、栀子、地骨皮。

(4) 利湿之法，常用药车前子、萆薢、瞿麦、萹蓄、茵陈、荷叶。

(5) 散结之法，常用药生牡蛎、夏枯草。

3. 子宫腺肌症致痛经验案

张某，女，21岁，未婚。初诊日期：2006年11月3日。

【主诉】

经间期腹痛5年。

【病史与现状】

患者既往月经规律，周期30天，月经中期腹痛4～5天，伴肛门下坠感。3年前经B超检查子宫增大，诊断子宫肌腺瘤。后用孕三烯酮治疗3个月，月经中期腹痛症状曾略有改善，B超检查提示子宫变化不明显，停药后月经中期腹痛依旧。现仍诉月经中期腹痛。近日B超检查提示子宫增大。末次月经2006年10月31日。现纳可，睡眠佳，二便调。

舌嫩黯，脉细滑。

未婚，无性交史。

2006年9月3日B超检查：子宫三径11.9cm×9.7cm×9.6cm，宫壁反射欠均，子宫前后壁可探及5.5cm×5.0cm，4.3cm×4.2cm，4.0cm×3.7cm，2.6cm×2.7cm，2.9cm×2.8cm

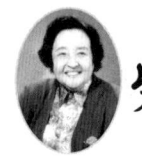

多个增生光团。

【辨证】

气虚血瘀，湿浊结聚。

【立法】

化瘀清热，利湿散结。

【病证分析】

患者西医诊断子宫腺肌病，中医诊断癥瘕。

首诊见舌嫩，乃素体气虚之征。气为血之帅，气虚血运无力，血行迟滞，久而成瘀，积聚日久而成包块，故见子宫异常增大，B超可见多个增生结节；瘀阻脉络不通则痛，故见腹痛；舌黯，脉细滑乃血瘀湿阻之征。辨证气虚血瘀，湿阻结聚。柴师认为，对于此类病案，期待通过以中药治疗而消减异位之肿块实有困难，改善症状控制病情是治疗的基本出发点。考虑患者现月经刚净，拟定益气养血、化瘀清热利湿散结治法治疗，以控制、减缓，甚或改善子宫局部状态。

> 处方：生牡蛎20g，阿胶12g，太子参12g，炒白芍10g，荷叶10g，远志6g，茜草炭12g，杜仲10g，莲子心3g，炒蒲黄10g，延胡索10g，萆薢12g，鱼腥草10g，寒水石10g，三七粉3g。14剂。

方中以太子参、阿胶为君益气养血。以茜草炭、炒蒲黄、三七粉、延胡索、白芍、杜仲为臣。茜草炭、炒蒲黄、三七粉、延胡索活血化瘀；杜仲补肝肾、顾护冲任；白芍补血敛阴。佐以生牡蛎、寒水石、荷叶、远志、莲子心、萆薢、鱼腥草。患者血瘀日久，郁而化热，寒水石、莲子心、鱼腥草清下焦瘀热；萆薢清下焦湿热；荷叶清热化浊；远志安神、交通心肾；生牡蛎软坚散结，同时佐制化瘀药活血太过，影响月经周期。全方益气、化瘀、清热、散结共举，标本同治。

二诊： 2006年11月24日。

末次月经2006年10月31日。现基础体温有不典型上升，时感下腹痛，疼痛程度减轻。二便调。

舌淡，脉细滑。

处方： 生牡蛎20g，柴胡5g，寒水石10g，莲子心5g，蒲公英15g，茜草炭12g，金银花15g，炒蒲黄10g，炒鳖甲10g，茅根15g，五味子5g，三七粉3g。30剂。

近日基础体温上升，提示已排卵。二诊治法不再益气养阴，重点在清热化瘀。二诊方重用柴胡、寒水石、莲子心、蒲公英、

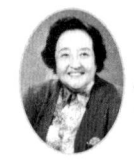

金银花、茅根多药共清血分之热，续用茜草、炒蒲黄、三七粉化瘀止血，生牡蛎、炒鳖甲软坚散结，少用五味子以其酸性固冲。

三诊： 2007年1月5日。

末次月经2006年12月25日，经前基础体温有不典型双相。二便调。

舌淡黯，脉细滑。

2006年12月22日，月经第2天B超检查，子宫三径11.2cm×9.7cm×8.8cm，子宫内膜厚度0.9cm。

处方： 车前子10g，柴胡5g，生牡蛎30g，郁金6g，阿胶12g，太子参12g，连翘15g，蒲公英12g，合欢皮10g，月季花5g，炒蒲黄10g，白芍10g，花蕊石10g，桔梗10g，莲子心3g，黄柏3g。30剂。

近日B超复查提示子宫三径较前缩小。三诊治疗继依上法，调整用药。

四诊： 2007年3月23日。

末次月经2007年2月27日，经前基础体温有不典型双相。腹痛不明显，二便调。

舌肥黯红，脉细滑。

> **处方**：生牡蛎20g，鱼腥草12g，寒水石10g，莲子心5g，白芍10g，茜草炭12g，金银花15g，蒲黄10g，百合12g，北沙参15g，玉竹10g，三七粉3g，女贞子20g。30剂。

患者服药后已有2次月经周期，腹痛症状明显缓解，子宫三径缩小。

五诊：2007年5月23日。

末次月经2007年4月22日，经前基础体温有不典型双相。患者诉腹痛基本缓解，现腹胀，二便调。

舌肥黯红，苔白干，脉细滑。

2007年4月19日B超检查，子宫三径10.9cm×8.3cm×8.6cm，子宫内膜厚度0.9cm。

> **处方**：泽泻10g，黄柏6g，寒水石10g，莲子心5g，白芍10g，覆盆子15g，莲须15g，炒蒲黄10g，乌梅6g，北沙参15g，枳壳10g，三七粉3g，女贞子20g，墨旱莲15g。40剂。

患者已治疗 5 个月。随治疗进程，月经中期腹痛逐渐减轻至基本缓解，B 超检查提示子宫三径进行性缩小。以后数诊依续前法，加减用药：若见湿阻，舌苔白，又值经前，加用泽泻、车前子、萆薢清利湿热；脾虚有湿，症见大便不成形，加用薏苡仁、槐花，健脾利湿清热。

【按语】

柴师认为，子宫腺肌瘤治疗选药，宜选具敛性、寒性、固性之品为原则，用药时机宜选择经后期。治疗同时亦需兼顾顾护冲任，药用女贞子、墨旱莲、杜仲等补肝肾之品，维护正常之月经周期。

柴师本案之治法、用药给人启示。

首诊辨证气虚血瘀，治法当以益气养血为主，佐活血化瘀。方中同时佐清热之法，药用生牡蛎、寒水石、荷叶、远志、莲子心、萆薢、鱼腥草。其意在于，虽现患者尚无热象，瘀久或可化热，热伤阴血，或致月经不调。此为"治未病"理念。

本案柴师多次以太子参健脾益气。太子参为补气药中唯一清补之品，既能益气，又可养阴、清热，对已气虚血瘀，瘀久化热之病机，用之最适，补而不燥，一举两得。

本案柴师多次以寒水石清热泻火。寒水石辛、咸，寒，归心、肾、胃经，有清热泻火功效。《本经逢原》云："寒水石，治心肾积热之上药。本经治腹中积聚，咸能软坚也。"柴师依经验认为，寒水石亦可清血海瘀热，或有牵制肾气活跃，减弱充盛之冲气，从而达到减少内膜增生，改善异位内膜增长之功效。

本案柴师分别独用或相配使用三七粉、茜草炭、炒蒲黄、花蕊石，活血化瘀。诸药均具止血不留瘀之共性特点。上述各药使用同时，必佐白芍、乌梅、五味子，以其酸敛之性佐制化瘀过甚；恐酸敛之品佐制过度，影响气血运行，再用桔梗宣通肺气，调理气机。如此配伍，环环相扣，化瘀不致出血而变生他病。

章三　妊娠病

月经病　·　妊娠病　·　产后病　·　妇科杂病

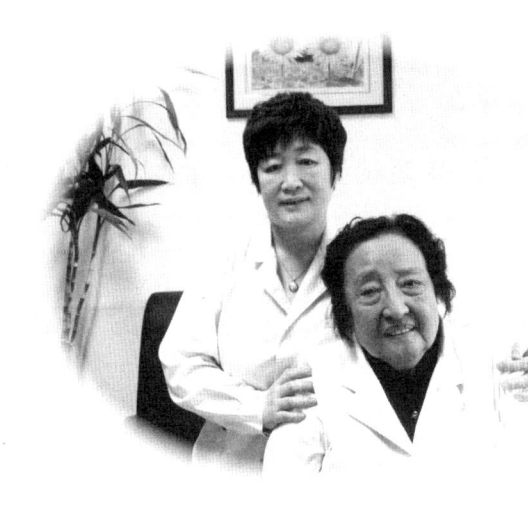

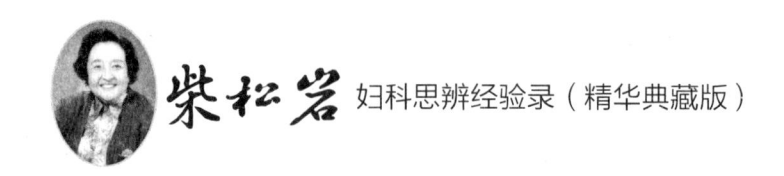

1. 先兆早产验案

李某，女，32岁，已婚，初诊日期：2004年8月27日。

【主诉】

孕28周，间断阴道出血1周。

【病史与现状】

患者孕28周，近1周阴道间断不规则出血2次，量少，色黯红，某妇产医院诊断先兆流产，服烯丙雌醇5mg，3次/日治疗。现阴道出血已止，仍有小腹紧缩感，纳差，大便尚可。

舌绛红、体肥，舌苔厚腻，舌心舌苔轻度剥脱。右脉沉滑，左脉细稍数。

2004年8月27日B超检查提示，前壁胎盘，胎儿小于孕龄1周。

【辨证】

脾肾不足，冲任不固，兼有湿热。

【立法】

补肾健脾、清热利湿，固冲安胎。

【病证分析】

患者孕28周阴道不规则出血，诊断为先兆早产，证属中医胎漏。

现患者舌肥、纳差，提示脾虚。脾虚运化不利，湿浊内停，故见舌苔腻；舌绛红，舌心舌苔轻度剥脱、右脉细而稍数，提示阴虚内热。脾虚统摄无力，阴虚内热扰动冲任，致冲任不固，故见阴道出血，并伴小腹紧缩；脾肾不足，胎元失养，故胎儿小于孕周。辨证脾肾不足，冲任不固，兼有湿热。治法补肾健脾，清热利湿，固冲安胎。

处方：覆盆子15g，黄芩10g，藕节20g，百合15g，茵陈12g，菟丝子20g，椿皮15g，香薷3g，莲子心3g，茯苓10g，荷叶12g，小蓟20g，侧柏炭20g。14剂。

医嘱：禁食羊肉及辛辣食物。

首诊方以覆盆子、菟丝子为君，补肾固冲。以茯苓、黄芩、藕节、莲子心为臣，健脾清热安胎。以茵陈、香薷、椿皮、荷叶、大小蓟、侧柏炭、百合为佐，茵陈、香薷、椿皮、荷叶清热利湿；小蓟、侧柏炭清热止血；百合缓急迫、养阴血。全方虚实兼顾，清补兼施，共达清热止血、固冲安胎之效。

二诊：2004年9月10日。

孕30周。药后阴道未再出血，但宫缩频繁，3～5分钟1

次，午后明显。二便调。

舌苔白腻，质黯，脉细滑数。

处方：北沙参20g，百合20g，佩兰5g，乌梅5g，茯苓10g，墨旱莲15g，覆盆子20g，椿皮15g，地骨皮10g，黄连3g，金银花12g。7剂。

辨证同前，治法不变，调整用药。

药用北沙参，入肺、胃经，养阴清肺，益胃生津，补肺以启肾；黄连清胃热，兼以养胎；金银花清解血海伏热。

患者首诊即现舌苔厚腻，乃湿热内停之证，至今未解。现值暑末秋热季节，高温难当，又感受暑湿。二诊方加用佩兰，以其辛、平之性，入脾、胃、肺诸经，止汗，去暑湿，除中焦伏热，解暑化湿，辟秽和中。考虑患者此前曾有阴道出血，此方用佩兰即不动血海亦不走下。方中加乌梅，生津止渴以助佩兰去暑湿之力。与乌梅相比，五味子亦有滋肝肾之阴，生脾胃之津，有生津止渴之功效，然其酸敛、入肺、胃经，或有促进子宫收缩之弊，此时用之不宜。

考虑宫缩频繁，此方百合用量增至20g，加大缓急迫力度。

三诊： 2004年9月21日。

孕32周。药后宫缩减少。纳可。

舌苔黄厚，脉沉滑稍数。

> **处方：** 覆盆子20g，茵陈12g，金银花15g，荷叶12g，莲子心3g，百合12g，乌梅6g，玉竹10g，黄芩炭12g，墨旱莲20g，莲须15g。7剂。

二诊药后宫缩症状改善。三诊仍以补肾健脾，清热利湿，固冲安胎治法治疗。三诊方加莲须，入肾固冲，清下焦之热。

四诊： 2004年10月8日。

现孕36周，胎动正常，已无明显宫缩。

舌苔黄腻，脉沉滑。

> **处方：** 覆盆子12g，荷叶10g，佩兰5g，椿皮12g，藕节30g，茯苓12g，黄芩10g，砂仁6g，莲子心3g，百合12g。7剂。

患者已治疗1月余，阴道出血止，无明显宫缩，胎儿发育良好。

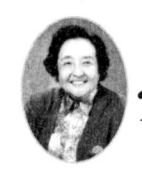

柴师指出，四诊治疗应以安定血海为原则，切不可动血。治法重点：一则除中焦伏热，药用荷叶、佩兰、藕节、黄芩、莲子心；二则交通心肾，药用百合、莲子心。

【按语】

柴师指出，胎漏一病多归于不同原因，所导致的冲任不固，其脉象多滑数，舌质偏红、苔白干，治以清热止血，固冲安胎为主。

柴师经验撷菁

余辨治胎漏主方：菟丝子、侧柏炭、莲须、黄芩、藕节、椿皮、山药、荷叶，余药随证加减。

菟丝子补肾固冲；山药健脾益气；黄芩、藕节健脾清热安胎；椿皮、荷叶利湿、清中焦伏热；莲须清下焦之热；侧柏炭清热止血。

若见脉弱气短者加北沙参，养肺胃之阴；若见大便干者加瓜蒌，润肠通便；若出血稍多并证实胚胎仍存活者，服中药同时应配合黄体酮肌内注射治疗，早期妊娠还应同时观察基础体温改变以监测妊娠状态；若为习惯性流产者已再孕。本方应连服至妊娠2个半月左右，后改隔日1剂服用至妊娠3个月时为宜，未病先防治"未病"；若为习惯性流产者欲再孕，应在孕前准备期服用养血、补肾、解郁之药3～5个月为宜，为下次妊娠填充血海。

应用此方，亦需根据证候、舌、脉所反映的病证程度不同，增加配伍药味以增强疗效。如本案首诊，菟丝子与覆盆子共同补肾；黄芩、藕节与莲子心共行清热之功；椿皮、荷叶与茵陈、香薷合用清热利湿；侧柏炭与小蓟同时清热止血。再如本案二诊，考虑暑热高温，湿浊难祛病或可加重，加用佩兰清中焦伏热，并佐乌梅生津止渴。又如，本案患者始终小腹紧缩，加百合缓急迫，交通心肾。

2. 复发性自然流产验案

李某，女，30岁，已婚，初诊日期：2002年4月22日。

【主诉】

结婚3年未育。

【病史与现状】

患者既往月经规律，周期30～40天，经期5天，经量中，时有痛经。婚后怀孕2次，均于孕50天左右自然流产，末次流产于2002年3月24日，未清宫，阴道出血7天净。现带下不多，纳可，眠佳，二便调。

舌黯，脉细滑。

【辨证】

肾虚肝郁。

【立法】

补肾活血，疏肝解郁。

【病证分析】

患者婚后连续2次怀孕，均孕至同一时期自然流产，证似中医滑胎。

既往月经欠规律，每30～40天一行，月经后错，先天禀赋不足，素体肾虚。肾主生殖，肾气不固，无以固摄胎元，故见重复堕胎；求子心切，流产后精神压力大，肝气不疏，气血运行不畅，胞脉不通，胞宫失养，亦致孕后流产。辨证肝郁肾虚，治法疏肝补肾。

处方：柴胡3g，白芍10g，益母草10g，钩藤10g，女贞子12g，墨旱莲12g，百合12g，香附10g，桑寄生15g，丝瓜络10g。7剂。

首诊时患者末次流产后近1个月，体弱，月经尚未恢复。治疗应以产后恢复为要，治以补肾养阴、疏肝解郁为主，佐养血通络。方中以女贞子、墨旱莲、桑寄生滋补肝肾之阴；柴胡疏肝解郁；白芍养血柔肝；钩藤清热平肝；益母草活血化瘀祛产后瘀滞；百合缓急迫；香附、丝瓜络理气通络。全方重在调理肝肾，培护肝肾之阴，为之后再次妊娠打下基础。

二诊：2002年6月4日。

末次月经2002年5月8日，经期5天，经量中，无腹痛。现纳可，眠佳，大便干。

舌黯红，苔薄白，脉细滑。

处方：何首乌10g，当归10g，续断10g，阿胶12g，玉竹6g，女贞子12g，桑椹子10g，桑寄生10g，百合12g，椿皮10g。7剂。

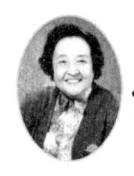

现患者流产后已逾 3 个月，月经恢复，经量正常，身体康复。二诊治疗转以孕前调整为目的。

二诊方以当归、何首乌、阿胶填冲血海，以桑寄生、女贞子、桑椹子、续断补肾养阴，以百合、玉竹养阴润燥。舌黯红、苔白，提示有湿热，以椿皮清热燥湿。全方功效补肾养阴，填冲血海。

三诊：2002 年 6 月 25 日。

末次月经 2002 年 6 月 12 日，经量多，经前基础体温呈双相。现单相稳定。带下可，二便调。近日性情急躁。

舌绛，脉细滑。

处方：柴胡3g，地骨皮10g，黄芩10g，益母草10g，女贞子20g，夏枯草12g，续断12g，荷叶10g，百合12g，茯苓20g，连翘20g。7剂。

三诊方治以养阴平肝清热。延续上方理法，药用女贞子、续断滋补肝肾。患者诉近日工作、生活压力大，性情急躁。肝气不疏，肝郁化热，故见舌绛，药用柴胡、黄芩、地骨皮、夏枯草、茯苓、连翘疏肝清热。

四诊： 2002 年 7 月 9 日。

末次月经 2002 年 6 月 12 日，基础体温呈单相。二便调。

舌嫩黯，脉细滑。

处方： 野菊花15g，车前子10g，川楝子6g，三棱10g，砂仁6g，香附10g，杜仲10g，北沙参15g，焦三仙各30g，熟地黄8g，钩藤12g，合欢皮12g。7剂。

四诊时基础体温仍单相，未排卵。四诊考虑可适时给予促排卵治疗。四诊方延续三诊养阴平肝清热治法同时，加用杜仲温补肝肾，加用车前子、川楝子、三棱等活血通利以期促进排卵。

五诊： 2002 年 7 月 16 日。

末次月经 2002 年 6 月 12 日，基础体温呈单相。纳可，二便调。

舌黯红，脉细滑。

处方： 柴胡5g，鱼腥草12g，石斛10g，熟地黄10g，玉竹10g，香附10g，百合12g，续断20g，山药15g，桑寄生15g，荷叶10g，菟丝子15g。14剂。

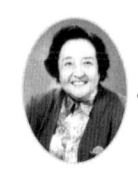

基础体温仍为单相。患者上次月经至今已有34天，仍无排卵迹象，提示目前仍阴血肾气不足。柴师引《经脉诸脏病因》云："血旺则经调而子嗣，故以补脾肾而固其本。"又引《景岳全书·妇人规》云："补脾胃以滋血之源，养肾气以安血之室。"肾为先天之本，肾藏精，主生长、发育与生殖。肾虚不足，精亏血少，冲任空虚，月事迟至；脾为后天之本，乃气血生化之源。脾虚则生化之源不足，血虚气少，血海不充，任脉不畅，无血以下。以患者目前证候分析，行温肾活血理气之法或为时尚早，仍需加强补肾健脾之力。五诊方药用熟地黄、续断、桑寄生、菟丝子、山药多味，共达补肾健脾之效。

六诊：2002年8月6日。

末次月经2002年6月12日。现基础体温典型上升5天。纳可，眠佳，二便调。

舌黯红，脉细滑无力。

处方：柴胡3g，墨旱莲12g，黄芩10g，椿皮15g，地骨皮10g，荷叶10g，藕节20g，百合12g，覆盆子12g，香附6g。
7剂。

五诊药后数日基础体温上升，有排卵。现为排卵后，治法清热补肾固冲。药用柴胡、黄芩、荷叶、椿白皮、地骨皮众药清热；墨旱莲、覆盆子补肾固冲；百合缓急迫；藕节收敛固涩同时化瘀；佐香附理气活血防收敛固涩太过。

七诊：2002年8月13日。

末次月经2002年6月12日，基础体温上升12天，今日体温下降。纳可，大便2天1次，不爽，近日感冒。

舌苔黄，脉细滑。

处方：芦根、茅根各20g，益母草10g，桑寄生15g，香附10g，枳壳10g，合欢皮10g，百合12g，百部6g，续断12g，金银花12g。7剂。

今日基础体温下降，月经将至。适逢感冒，恐热入血室，七诊方加芦根、茅根、金银花清解气分血分之热；大便不爽，加枳壳理气通便，除内热。

以后数诊，续以续断、桑寄生、杜仲、女贞子、桑椹子滋补肝肾。伴感冒、咳嗽，痰湿内停，药用芦根、茅根、香薷、百部、浙贝母、杏仁、鱼腥草、黄芩、款冬花、马齿苋、金银花等多药调治，清热利湿化痰止咳，治疗1个月余。

十三诊： 2002 年 9 月 24 日。

末次月经 2002 年 9 月 18 日，经前基础体温近典型双相。现阴道出血止。

舌嫩黯红，脉细滑。

> **处方：** 柴胡5g，玉竹10g，女贞子12g，阿胶12g，石斛10g，山萸肉10g，淫羊藿10g，三棱10g，地骨皮10g，桑寄生20g，香附10g。14剂。

末次月经 2002 年 9 月 18 日。近期月经恢复一月一行，经前基础体温均呈典型双相，排卵正常，提示肾气恢复，血海充盈，妊娠可期。

十七诊： 2002 年 11 月 15 日。

末次月经 2002 年 9 月 18 日。现基础体温上升 22 天。尿 hCG 检查呈阳性。纳可，眠欠安，二便调。

舌黯红，脉沉细滑，右脉无力。

章三 妊娠病

> **处方**：柴胡5g，枸杞子15g，覆盆子15g，黄芩10g，菟丝子15g，墨旱莲12g，莲须12g，椿皮5g，百合12g，玉竹10g，藕节30g。7剂。

患者已孕5周。现脉沉细滑，右脉无力，提示阴血不足；患者此前曾2次流产，目前再孕后精神紧张，肝气郁结，郁而化热，故见舌黯红。十七诊治以疏肝清热，固肾安胎。以柴胡、黄芩、莲须、椿皮清热固冲；以覆盆子、菟丝子、墨旱莲、藕节补肾收敛固涩安胎。

十八诊：2002年11月22日。

已孕6周。现基础体温不稳定。尿频，恶心，无阴道出血及腹痛。

舌黯红，脉沉细。

> **处方**：覆盆子12g，黄芩10g，竹茹10g，墨旱莲12g，莲子心3g，苎麻根5g，荷叶10g，女贞子20g，百合12g，菟丝子12g，椿皮5g。14剂。

脉沉细，基础体温不稳定，提示肾之气阴不足。继依原法

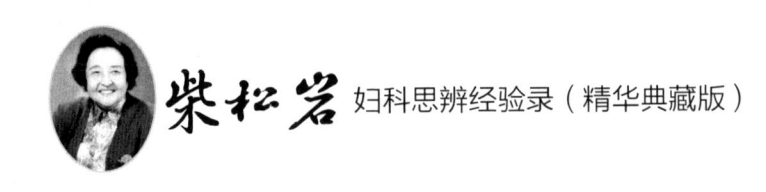

补肾安胎。患者诉恶心，加竹茹清热止呕。

十九诊： 2002 年 12 月 13 日。

已孕 8 周。近日阴道少量出血，色黯红。期间曾用黄体酮 20mg 肌内注射，每天一次，治疗 3 天。现阴道仍有少量出血。舌绛红，脉沉滑数。

> **处方：** 覆盆子15g，黄芩炭10g，椿皮5g，柴胡5g，菟丝子20g，侧柏炭20g，小蓟20g，百合12g，莲须15g，墨旱莲10g。7剂。

十九诊又至患者前 2 次妊娠自然流产时期（孕 50 天左右）。与前 2 次妊娠相同，又见阴道出血，黄体酮支持保胎后亦无明显改善。十九诊治法同十八诊，固肾清热安胎。加用侧柏炭、大小蓟，加强凉血止血之效。

二十诊： 2003 年 1 月 15 日。

十九诊药后阴道血止，以后再无出血。现已孕 3 个月。舌黯红，苔薄黄，脉细滑。

章三 妊娠病

处方：覆盆子15g，墨旱莲12g，枸杞子15g，百合12g，山药15g，椿皮5g，柴胡5g，白术10g，竹茹6g，苎麻根6g，菟丝子15g。10剂。

此方去止血药，继续行健脾补肾，固冲安胎治法治疗，嘱患者隔日1剂，服药10剂后停药。2003年12月随访，患者于2003年7月顺产1女婴。

【按语】

复发性流产是常见妊娠疾病，证似中医滑胎。中医学认为，滑胎多系母体先天不足或后天受损致女精不健；或因气血亏损，不能安胎；或由素体阴虚，因妊益虚，内热伤胎，致屡孕屡堕。

本案滑胎病机为肾虚受胎不实，冲任不固。此类患者因其素体已虚，加之曾连续数次堕胎或小产，致气血暗耗，脾肾亏虚，冲任失养。若未经孕前调补，再孕后或陷入虚而滑、滑更虚的恶性循环。现代医学研究亦证实，反复流产之女性抗磷脂抗体阳性率显著增高，可直接导致胎儿胎盘多组织细胞损伤，增加流产发生的可能。

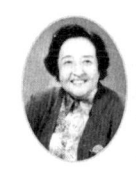

柴松岩 妇科思辨经验录（精华典藏版）

> 柴师云："此类患者再孕前需先以补肾健脾、滋阴养血法调理为宜，孕后应及早保胎。"

柴师经验撷菁

余治疗复发性流产（滑胎）经验以下。

（1）孕前调整

①堕胎或小产恢复期，治法补肾养阴，疏肝解郁。常用药柴胡、炒白芍、益母草、女贞子、墨旱莲、百合、香附、桑寄生。

②进入备孕阶段之排卵前期，治法补肾健脾。常用药熟地黄、太子参、茯苓、续断、桑寄生、菟丝子、山药等。

③进入备孕阶段之排卵后期，治法清热补肾固冲。常用药柴胡、黄芩、荷叶、椿皮、地骨皮、墨旱莲、覆盆子、百合、藕节、香附等。

以上法调养数周，效果可期。

（2）孕后安胎

①补肾养血，固冲安胎：常用药覆盆子、菟丝子、墨旱莲、桑寄生、续断、阿胶、女贞子。

②健脾益气，固冲安胎：常用药太子参、山药、白术、

益智仁、莲须、砂仁。

③清热凉血，固冲安胎：常用药黄芩、黄连、莲须、椿皮、藕节、苎麻根、侧柏炭、荷叶等。

以上安胎之法，以补肾养血，固冲安胎为要。

屡孕屡堕者实际临证，证候可能复杂不一，常见多证挟杂，并存脾虚、血热、肝郁诸证。然肾虚仍乃此病之根本病机，不同之处仅在于肾虚程度不同。故此类患者再孕之后安胎，须始终贯以补肾养血，固冲安胎之法。对于其他证候，临证时可依舌、脉、症之具体不同，随证加减，兼而治之，或佐以健脾益气，或佐以清热凉血。

3. 妊娠合并肾小球肾炎验案

陈某，女，31岁，已婚。初诊日期：2003年8月1日。

【主诉】

孕10周尿频、水肿2个月。

【病史与现状】

患者既往月经规律，周期28天，经期6～7天，经量中。末次月经2003年5月21日。2003年6月27日查尿hCG（酶

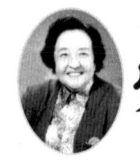

免法）阳性，现孕 2 个月余。时感腰痛，眼睑水肿；持续尿频，无尿痛、尿血症状；大便干。

患者婚后妊娠 5 次，药物流产 1 次，人工流产 1 次，自然流产 2 次，末次流产 2000 年 9 月（清宫 2 次）。

2003 年 6 月 28 日尿液定性分析，蛋白（PRO）阳性，隐血（BLD）（++）；同日尿沉渣定量分析，红细胞（RBC）71.5 个 /μl，白细胞（WBC）25.8 个 /μl，管型（CAST）2.30 个 /μl，细菌（BACT）144.6 个 /μl。肾功能尚正常。

2003 年 7 月 18 日理化检查，血沉（ESR）16mm/h，尿素氮（BUN）3.42mmol/L，血肌酐（Cr）57.0μmol/L。

2003 年 7 月 18 日尿沉渣检查，红细胞（RBC）33.2 个 /μl，白细胞（WBC）11.7 个 /μl，管型（CAST）0.89 个 /μl。B 超检查，提示早孕。24h 尿量为 900ml。血压为 110/70mmHg。

舌红，脉细滑，颜面水肿，面色苍白。

【辨证】

肾虚湿热阻滞。

【立法】

补肾宣肺，清热利湿。

【病证分析】

妊娠 10 周尿频、水肿 2 个月，尿液检验有红细胞、白细胞、蛋白，西医诊断妊娠合并肾小球肾炎，证属中医"妊娠肿胀"。患者曾经2次自然流产，西医诊断复发性流产，证似中医"滑胎"。

本案存在滑胎及妊娠肿胀两种病症。以"急则治其标"之观点，妊娠肿胀乃当前急治之"标"，是治疗重点。辨证肾虚湿热阻滞。治法补肾宣肺，清热利湿。待患者妊娠肿胀证候缓解，再适时施以固冲安胎之法予保胎治疗。

> **处方**：北沙参30g，桔梗10g，川贝母10g，玉竹10g，猪苓6g，冬葵果6g，金银花20g，杏仁10g，女贞子20g，生甘草6g，青蒿10g，墨旱莲15g，竹叶10g，地榆炭12g，槐花5g，百合15g。7剂。

首诊治疗目的有三：①腰酸、脉细，乃肾阴不足之证，药用玉竹、女贞子、墨旱莲，从肾论治，养下焦之阴；②药用北沙参、桔梗、杏仁、川贝母宣肺之品，从肺论治，通过补肺气，加强通调水道，下输膀胱之效，调理水液代谢；③舌红黯，尿频，提示有下焦伏热。湿热下注，膀胱失约，故见尿频。药用猪苓、冬葵果、金银花、生甘草、青蒿、槐花，清热解毒利湿。全方行补肾宣肺清热之法，从肾、从肺而治，共奏补肾清热，利湿

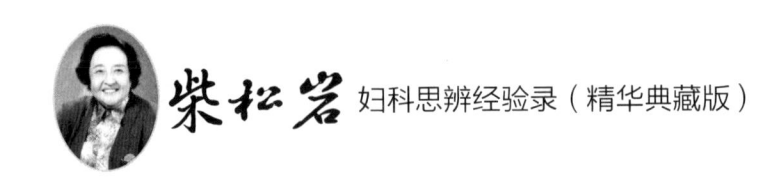

通利之功。

二诊：2003 年 8 月 8 日。

药后眼睑水肿明显减轻，尿量如前，每日 900ml，大便略稀，有汗出。

舌心红，脉细滑无力。

2003 年 8 月 6 日化验检查，血肌酐（Cr）为 87.3μmol/L，尿沉渣定量分析，蛋白（PRO）阴性，隐血（BLD）（±），红细胞（RBC）为 12.6 个 /μl，白细胞（WBC）为 8.6 个 /μl，管型（CAST）为 0.13 个 /μl。24h 尿量为 930ml，血压为 110/70mmHg。

处方：北沙参 30g，合欢皮 10g，百合 15g，桔梗 10g，川贝母 10g，黄芩 10g，玉竹 10g，冬瓜皮 20g，杏仁 10g，泽泻 10g，女贞子 20g，茯苓 10g，山药 15g。7 剂。

患者首诊药后眼睑水肿减轻、尿沉渣化验结果好转，血压正常，提示病情有好转趋势。二诊继续补肾宣肺之法，仍以玉竹、女贞子补下焦之阴；以北沙参、桔梗、杏仁、川贝母补肺气，通调水道，调理水液代谢；同时，行健脾之法，加用茯苓、山药、冬瓜皮，健脾利湿，加强促进水液运化之力。全方从肾、从肺、从脾论治，共行化气行水之效。

三诊： 2003年8月15日。

眼睑水肿基本消退，面色较前红润，尿频症状明显减轻，纳可，二便调。

舌黯红，苔黄薄，脉沉滑。

2003年8月15日尿沉渣检查，红细胞（RBC）为16.1个/μl，白细胞（WBC）为5.5个/μl，管型（CAST）为0.00个/μl。24h尿量为1100ml，血压为100/70mmHg。

> **处方：** 北沙参30g，川贝母10g，鱼腥草12g，桔梗10g，冬葵果5g，生甘草6g，石韦10g，茯苓12g，莲子心3g，冬瓜皮15g，女贞子15g，菟丝子20g，侧柏炭20g，竹叶10g。7剂。

尿频症状再减轻，尿量增加，今日复查尿沉渣，指标继续好转。三诊时妊娠肿胀之症缓解，可适时施以固冲安胎之法，进入保胎治疗阶段。

三诊治法宣肺补肾健脾，固冲安胎，补肾安胎，消水利肿并举。继续以北沙参、川贝母、桔梗宣肺，通调水道；以冬瓜皮、

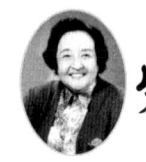

冬葵果、茯苓、石韦清利水湿；以鱼腥草、莲子心、竹叶清心肺之热。以上诸药合用，共行宣肺健脾，消水利肿之功。加女贞子益肾补肾，养血填精；加菟丝子补肾益精，固摄冲任。二药合用，共行补肾固冲安胎之效。

四诊：2003年8月29日。

无眼睑水肿症状。

24h尿量为1300ml，血压为110/70mmHg。

2003年8月26日尿沉渣检查，红细胞（RBC）为11.00个/μl，白细胞（WBC）为4.2个/μl，细菌（BACT）为12.60个/μl。

2003年8月19日B超检查宫内早孕，符合孕周。

2003年8月19日血常规检查尿素氮（BUN）5.5mmol/L，血肌酐（Cr）0.8μmol/L。

舌黯，苔白干，脉细滑。

> **处方**：金银花15g，桔梗10g，茯苓10g，女贞子20g，荷叶12g，北沙参20g，川贝母10g，茵陈12g，玉竹10g，百合15g，菟丝子20g，覆盆子20g。7剂。

现眼睑水肿症状消失，尿量恢复正常。四诊法同三诊，并重用菟丝子、覆盆子各20g，加强固肾安胎之力。

以后患者再继续治疗2个月余。仍予宣肺补肾健脾，固冲安胎治法。治疗期间，患者血压正常，尿量由患病之初日900ml，恢复至日1600ml，尿沉渣指标亦逐渐恢复正常。

随患者肾炎病情好转，治法转以固冲安胎之法。

固冲安胎方：黄芩10g，椿皮6g，苎麻根6g，茯苓12g，荷叶10g，远志5g，莲子心3g，菟丝子20g，山药15g，桑寄生15g，墨旱莲15g。

重用菟丝子为君，平补肝肾，固冲安胎；以桑寄生、墨旱莲、茯苓、山药为臣，桑寄生、墨旱莲辅助君药补肾固冲，茯苓、山药健脾益气，以后天养先天，生化气血以化精，加强安胎之功；以黄芩、椿皮、苎麻根、荷叶、远志、莲子心为佐，黄芩、莲子心、苎麻根清热固冲，椿皮、荷叶清热利湿，远志交通心肾。全方先后天同补，补肾健脾，清热固冲，达安胎之功。

后患者经孕10个月，终顺产一健康女婴，母女平安。

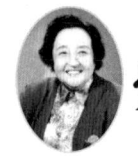

【按语】

中医学认为，妊娠肿胀责于水液代谢障碍潴留于皮下所致。水液代谢依赖肺、脾、肾三脏，肺通调水道，脾运化水湿，肾化气行水。

历代医家认为，脾虚、肾虚乃妊娠肿胀之病机。本案病机重在肾。《素问·水热穴论篇》曰："肾者，胃之关也，关门不利，故聚水而从其类也。"肾阳虚衰，上不能温煦脾阳，下不能温化膀胱，致脾失健运，膀胱气化不利，关门不利，而致尿频、尿少，泛溢肌肤，则面浮肢肿。治法补肾温阳，化气行水，经典方剂如《伤寒论》之"真武汤"，以大辛、大热之附子温阳化气行水。

柴师指出，观本案患者病史，有多次流产史，结合腰酸、大便干等症，辨舌红、脉细滑之象，肾阴耗损是根本。肾阴耗损，再遇孕后阴血下聚冲任养胎，肾阴愈显不足。阴损及阳，阳气不得输布，不能化气行水，致水湿泛滥肌肤而成肿胀。恰如《女科学笺疏·妊娠肿胀》所云："妊娠身发肿，良由真阴凝聚，以养胎元，而肾气不能输布，……遂致水道不通，泛溢莫制……"故对本案妊娠肿胀之治疗，应区别于通常之肾虚水肿，治以补肾温阳，

> 化气行水，以滋养下焦之阴为上法。
>
> 治法确定滋养下焦之阴，仅从肾论治，治疗手段略显单薄。应调动多脏腑，如肺、脾之作用，共同促进水液代谢功能之改善。肺为水之上源，通调水道，下输膀胱，直接参与水液调节。肺气不足，水道不通，则致水湿内停；脾主运化水湿，脾虚不能输布津液反聚为湿，致水湿停聚。故柴师治疗本案，从肾论治，药用玉竹、女贞子、墨旱莲；同时，亦佐宣肺、健脾之品，药用北沙参、川贝母、桔梗、杏仁、茯苓、白术、冬瓜皮等，与补肾药合用，从肾、从肺、从脾同治，以升提机体水液代谢之力。

4. 羊水过多验案

李某，26岁，已婚，初诊日期：1969年6月5日。

【主诉】

孕5周，全身水肿。

【病史与现状】

患者婚后曾孕4胎。第1胎孕至6～7个月，腹部膨隆似妊娠足月，周身水肿，呼吸困难，不能平卧。往某医院就诊，诊断羊水过多。至足月产无脑女婴，产时羊水量多约2000ml。

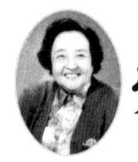

以后再连续怀孕3胎，均于孕5～6个月腹大异常，诊断羊水过多，经B超检查均提示孕无脑女婴，引产。现再孕第5胎，孕5周，据以往孕产史，某妇产医院建议终止妊娠。

舌肥大而厚，有重度齿痕，苔白腻。脉细滑无力。面部苍黄，全身水肿，情绪不佳。

【辨证】

脾肾不足，水湿内停，胎元失养。

【立法】

健脾补肾，利湿消肿，佐以安胎。

【病证分析】

患者此前连续4胎均孕至6～7个月羊水过多，可责之平素脾虚，运化不利，土不治水，水停胞中，水渍胎元。现再孕第5胎至孕5周，周身水肿，证属中医子肿，亦可责之于脾虚所致水湿内停，泛溢肌肤。此外，此前屡孕未果，多次引产，肾气损伤，再孕后经血下聚养胎，有碍肾阳敷布，不能化气行水，且肾为胃之关，肾阳不布，关门不利，膀胱气化失司，水聚而从其类，泛溢而成水肿。脾虚运化不利，气血乏源，不能上荣，故见面色苍黄。多次妊娠不良史，求子心切，致身心焦虑不安。舌肥厚有齿痕，苔白腻，脉细滑无力亦为脾肾不足之征。辨证脾肾不足，水湿内停。治法健脾补肾，利湿消肿，佐以养胎。

处方： 五皮饮（《华氏中藏经》）加味。陈皮、茯苓皮、桑白皮、大腹皮、生姜皮各15g，续断20g，菟丝子20g，桑寄生30g。7剂，水煎服。

二诊： 1969年7月25日。

孕12周。药后水肿明显消退。

B超检查提示，胚胎发育正常。

舌肥、苔白，脉细滑。

处方： 冬瓜皮30g，茯苓皮30g，川贝母10g，百合10g，桔梗10g，菟丝子15g，合欢皮10g，白术10g，桑白皮10g，猪苓6g，泽泻10g。7剂。

【按语】

本案发生于20世纪60年代末期，乃柴师早年经治案例。回忆本案治疗经过，曾坦言："初见此案，确有无措之感。"

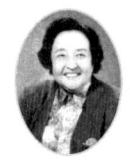

正常妊娠时的羊水量随孕周增加而增多,最后2～4周开始逐渐减少,妊娠足月时羊水量约为1000ml(800～1200ml)。凡在妊娠任何时期内羊水量超过2000ml者,称羊水过多。本案患者连续4胎羊水过多,属罕见。

资料表明,羊水过多的发病率为0.5%～1.0%。羊水过多的原因很多,常伴母、胎或胎儿附属物异常,其中合并胎儿畸形者占20%～50%。

中医学称羊水过多为"子满",亦有"胎水""胎水肿满""胎水过多""胎中蓄水"等称谓,认为本病是因肝郁、脾虚、肾阳虚致水蓄胞中,引起腹大异常,胸闷气促,不得平卧的一种病证。其"标"为水蓄胞中,其"本"为肝郁,脾肾虚弱。

柴师认为:羊水过多,责于素体不足,脾肾阳虚,脾阳不能运化水湿,肾阳上不能温煦脾阳,下不能温化水道,胎气壅阻,气机滞碍。水湿不化是重要病机。

柴师引陈良甫之论述:"……如妊娠经血壅闭养胎,忽然虚肿,是胎中挟水,水血相搏,脾胃恶湿,主身之肌肉,湿渍气弱,则肌肉虚,水气流溢,故令身肿满。……

章三 妊娠病

或因……烦渴引饮太过,湿渍脾胃,皆使头面手足浮肿。然水渍于胞,儿未成形,则胎多损坏。"引齐仲甫之论述:"妊娠以精血养胎,或挟水气,水血相搏,以致体肿,皆由脾胃虚,而脏腑之间宿有停水所挟,谓之子满。若水停不去,浸渍其胎,则令胎坏。"柴师释曰:古人明确指出,妊娠后胎水多总责于脾失运化,水湿内停的病机。

柴师再引陈良甫论述:"妇人胎孕至五六个月,腹大异常,胸腹胀满,手足面目水肿,气逆不安,此由胞中蓄水,名曰胎水。不早治,生子手足软短,有疾,或胎死腹中。用千金鲤鱼汤治其水。"引《女科经纶》述:子满"有水血相搏,有停水受湿,有经血壅闭,有清浊不分,总因脾土虚,不能制水所致。故立斋治法,不外健脾渗湿,顺气安胎为主。"

柴师再释曰:以上论述,提出了子满一证的具体治则与方药。

柴师阅古籍,求证古人利水除湿之法。《千金要方》之鲤鱼汤:鲤鱼、白术、白芍、当归、茯苓、生姜。方中鲤鱼善行胞中之水而消肿;白术、茯苓、生姜健脾理气渗湿以行水;当归、白芍养血安胎,使水行而不伤胎。《医

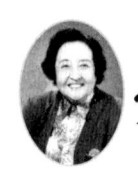

宗金鉴》之茯苓导水汤：茯苓、槟榔、猪苓、砂仁、木香、陈皮、泽泻、白术、木瓜、大腹皮、桑白皮、紫苏叶。方中茯苓、猪苓、泽泻、白术健脾行水；木香、砂仁、紫苏叶、槟榔醒脾理气；大腹皮、桑白皮、陈皮消胀行水；木瓜行气除湿。亦有本案首诊所用处方—《华氏中藏经》之五皮饮。

基于以上思辨，总结前人利水除湿之法，从患者现舌、脉、症出发，柴师首诊拟方：五皮饮加味续断、菟丝子、桑寄生。

五皮饮为治皮水之剂，古人用治头面四肢水肿，小便不利，心腹胀满，上气喘促，以及妊娠水肿诸症。全方药物皆用皮，寓以皮走皮之意。今柴师引以为用。

《内经》云："诸湿肿满，皆属于脾。"方中以茯苓皮淡渗利水健脾，以陈皮理气化湿和中，两药相配，使气行湿化，土能治水，共为君药；桑白皮、大腹皮、生姜皮俱为辅佐药。桑白皮甘寒，泻肺降气，行水消肿，使肺气清肃，水自下趋；大腹皮辛微温，下气利水；生姜皮辛凉，利湿消肿。全方行气与利水并用，使气行则水行，共奏利湿消肿，理气健脾之效。

章三 妊娠病

现代药理研究结果亦证明了以五皮饮利水之科学性：茯苓皮有利尿作用；桑白皮水煎剂既能利尿又可降血压；生姜皮、陈皮、大腹皮能促进消化液分泌增加食欲，有助于营养物质的吸收；生姜、大腹皮有促进发汗作用，利于水湿的排泄。

针对本案多次引产之病史，必损伤肾气而致肾气不足，故首诊方加续断、菟丝子、桑寄生，补肾固冲安胎，配合五皮饮健脾利湿之法，治病与安胎并举。

首诊方治疗至孕12周，患者水肿消退，B超检查提示胎儿发育正常。柴师指出：因既往4胎均孕至6～7个月出现羊水过多，此次孕早期至今全身水肿，现舌肥，素体脾虚，仍有水湿内停病机存在，须警惕再次羊水过多。五皮饮治水有效，但药量较轻，所治水证亦轻，需适时更方，酌加药量，加大利水去湿之力。

二诊拟方：冬瓜皮、茯苓皮、川贝母、百合、桔梗、菟丝子、合欢皮、白术、桑白皮、猪苓、泽泻。

二诊方以茯苓皮为君，行皮肤之水而不耗；以冬瓜皮、白术、猪苓、泽泻为臣，辅助君药健脾利水渗湿；以桔梗、川贝母、桑白皮、合欢皮、百合、菟丝子为

243

佐，桔梗、川贝母、桑白皮、百合均入肺经，调理气机，通过肺的宣发肃降，使水从气化，泻肺行水；菟丝子平补肝肾，固冲安胎，补而不腻，补而不燥。

此方柴师重用茯苓皮30g，与猪苓、泽泻相配，达利水渗湿，清热养阴之功。

茯苓、泽泻、猪苓三味，均以渗水利湿、利尿消肿为长，古之以来常两两相须为用或三者同用。

茯苓味甘、淡，渗湿利水，利中有补。甘能补中，滋补心脾而益肺、宁心安神；淡则能渗，利水通窍除邪热。补而不峻，利而不猛。

泽泻性寒，同治水肿胀满，但可泄热，清相火。《本草衍义》云："泽泻，其功尤长于行水。"《医经溯洄集》曰：泽泻"虽咸以泻肾，乃泻肾邪，非泻肾之本也……是谓八味丸之用泽泻者非他，盖取其泻肾邪，养五脏，益气力，起阴气，补虚损之功。"

猪苓味淡重于甘，主入肾与膀胱经，但侧重渗湿利尿，无补脾益中之效，如《本草纲目》曰："猪苓淡渗，气升而又能降，故能开腠理，利小便，与茯苓同功，但入补药不如茯苓也。"猪苓利水作用较茯苓强，二药相配，柴师一般以 6g 为用。

二诊方柴师以茯苓取皮用之，着重其走表，长于利肌表之水肿之效，如《本草纲目》曰茯苓皮"主水肿肤胀，开水道，开腠理"。《医林纂要》曰其"行皮肤之水"。

以后患者每周复诊，治疗皆以二诊方为用，药量酌变。药后患者周身水肿渐退，随妊娠进程无羊水异常增多。

柴师回忆本案治疗过程：当时 B 超检查手段尚未普及，观察羊水变化仅依靠测量患者体重、腹围增加是否与孕周相符为监测手段。如见体重、腹围短期异常增长过快，不符孕周规律，水肿较前有加重趋势，则上方酌加茯苓皮用量，加强去湿之力；如见体重、腹围增加适量，与孕周相符，则酌减茯苓皮用量。此案，茯苓皮用量少至 30g，多则用至 50g。至孕 6 个月，患者已全无周身水肿症状，羊水亦无异常增加，腹部触诊，可触及胎儿头部，右枕前位。最终，患者十月怀胎成功，顺产一健康女婴。

章四　产后病

月经病 · 妊娠病 · 产后病 · 妇科杂病

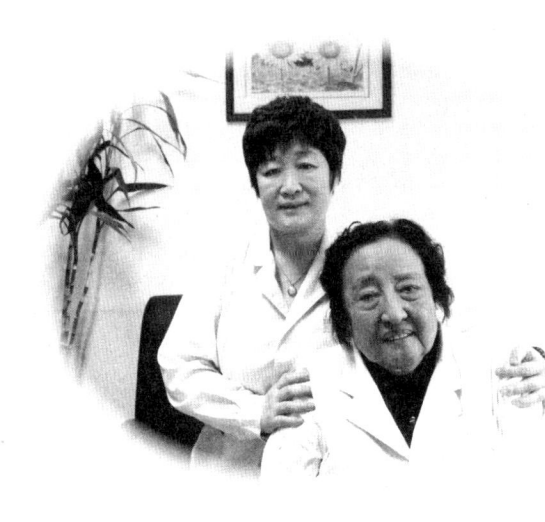

1. 产后汗出验案

叶某，女，29岁，已婚。初诊日期：2008年12月13日。

【主诉】

产后自汗9个月，伴身痛。

【病史与现状】

患者2008年3月剖宫产一女婴。产后40天受凉，自觉后背酸痛、发凉，大汗出，持续不止至今。现仍大汗不止，动辄加剧，伴身痛，倦怠乏力，性情紧张，大便不成形。

产后哺乳5个月，停止哺乳后月经来潮，每月一行，末次月经2008年11月17日。

舌肥嫩黯，苔白，脉细滑无力。

【辨证】

产后血虚，肝旺脾弱。

【立法】

益气养血，健脾疏肝。

【病证分析】

患者产后大汗出，持续9个月之久未解，证属中医产后汗证。

章四 产后病

产时气血受损,加之平素性情急躁,肝旺脾虚,脾气不足,致卫阳不固,腠理不实,阳不敛阴,津液外泄,故见汗出不止,舌肥嫩,脉细滑无力;脾虚运化不利,痰湿内停,再感寒邪,凝闭于内,经脉气血不疏,故见身痛、苔白脉滑;脾虚阳气不能外达,故见倦怠乏力;脾虚运化不利,可见大便不成形。辨证产后血虚,肝旺脾弱。治法益气固表,养血疏肝。

柴师指出,此时虽见虚而不可予大量温补之剂,饮食亦应忌大枣、乌鸡、龙眼肉等温燥之品,以免燥热伤阴。

处方:绿萼梅10g,阿胶12g,葛根6g,墨旱莲12g,杜仲12g,太子参10g,覆盆子10g,北沙参20g,白芍10g,浮小麦15g,续断12g,生牡蛎20g,桔梗10g,钩藤10g,扁豆10g,藿香3g。7剂。

方中以太子参、阿胶为君。太子参为清补之品,健脾益气的同时又养阴清热;阿胶甘平质润,补血要药,治出血性血虚效果更佳。以墨旱莲、北沙参、白芍为臣,辅助君药养阴血。同以杜仲、续断为臣,补益肝肾,强筋壮骨,通利血脉,以治身痛。佐绿萼梅疏肝解郁,覆盆子固肾收涩,桔梗、扁豆、藿香化痰除湿,生牡蛎收敛固涩以止汗。以葛根、钩藤为使。患者自觉后背酸痛、发凉，后背属督脉循经，药用葛根、钩藤引药入督脉，配合续断、杜仲强筋壮骨，通利血脉。全方益气、养血、疏肝、除湿多效并举。

二诊： 2008年12月27日。

药后汗出症状减轻，情绪较前稳定。末次月经2008年12月15日，经期腹痛3天，腰痛，畏寒。

舌淡嫩，脉细滑。

> **处方：** 生黄芪12g，当归10g，白芍10g，玉竹10g，金银花12g，北沙参20g，桔梗10g，浮小麦20g，莲子心3g，合欢皮10g，百合12g，川芎5g。7剂。

首诊药后汗出症状减轻，苔白消失，提示湿邪缓解。二诊继续以益气固表，养血疏肝治法治疗。生黄芪善治表虚自汗，补气升阳同时又可益卫固表，用其加强固表止汗之效。

二诊方加用金银花、莲子心，乃柴师治未病理念之体现。患者目前虽尚无热象，亦需考虑阴虚生内热，于养阴血基础上配合清血热之法，药用金银花、莲子；又生黄芪性温，恐其燥伤阴液，以金银花、莲子心佐制。

三诊： 2009 年 1 月 10 日。

药后汗出症状基本缓解，精神状态好转，身痛减轻。近日劳累后诸证又有反复，近日咽痛。

舌肥嫩黯，脉细滑。

处方： 冬瓜皮15g，生黄芪10g，桑枝10g，川芎5g，荷叶10g，益母草10g，百合10g，浮小麦20g，白芍10g，莲子心3g，金银花12g，桑寄生10g，木蝴蝶3g。7剂。

三诊仍以益气固表养血清热治法巩固疗效。患者上次月经经期腹痛 3 天，现值经前，药用益母草活血化瘀，通经止痛。近日咽痛，药用木蝴蝶清肺利咽。

【按语】

产后汗证一病古已有之。早在汉代《金匮要略·妇人产后病脉证治第二十一》中即有所论："新产血虚，多汗出，喜中风，故令病痉"，隋代《诸病源候论》首列"产后汗出不止候"，宋代《妇人大全良方》认为"产后虚寒（汗）不止"，因"阳气频虚，腠理不密而津液妄泄也"。

柴师云：产妇产程中必耗气伤血，气血损伤而后腠

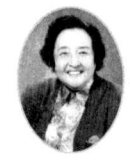

理不实则为产后汗证之病理基础,如《妇人良方》云:"虚汗不止者,由阴气虚而阳气加之,里虚表实,阳气独发于外,故汗出也。血为阴,产则伤血,是为阴虚也;气为阳,其气实者,阳加于阴,故冷汗出。而阴气虚不复者,则汗出不止也。凡产后气血兼虚,故多汗,盖人身之气血相互依存,密切相关。"故临床治疗,治法重在益气养血。气充则表固,阴盛则汗自敛。

2. 产后恶露不绝验案

李某,女,26岁,已婚。初诊日期:2004年12月14日。

【主诉】

产后92天,恶露不尽。

【病史与现状】

患者2004年9月24日行剖宫产术,产双胎女婴。生产时出血400ml,产后哺乳2个月,乳少,产后汗多,恶露至今未净。现阴道出血不多,色微红,无味。无腹痛,自汗,纳呆,眠欠安,二便调。

舌肥黯红,苔白,脉细滑无力。

2004年11月16日B超检查,子宫三径5.7cm×

5.1cm×3.1cm，子宫内膜厚度0.8cm，子宫前壁下段可见1.7cm×0.8cm中等回声（剖宫产切口处），内膜线清晰，左卵巢2.9cm×1.3cm，右卵巢3.4cm×1.3cm。

【辨证】

气血两虚，瘀热内扰。

【立法】

补气养血，清解瘀热。

【病证分析】

患者产后已逾90天，仍有少量出血，色淡红，无味，中医诊断恶露不绝。

《医宗金鉴》云："产后恶露乃裹儿污血，产时当随胎而下。若见日久不断，时时淋漓者，或因冲任虚损，血不收摄，或因瘀行不尽，停滞腹内……"患者产时出血多，气血重伤，元气大衰，冲任失固，血失统摄，故见阴道出血，色淡红，质稀，无味；营阴暴虚，孤阳外泄，则见产后自汗不止；脾虚运化不利，故见纳呆；气血不足，心神失养，故见眠欠安；舌肥，脉细滑无力亦为气血两虚之象；脾虚运化不利，水湿内停致苔白；水湿内阻，脉络瘀滞，湿瘀化热，故舌质黯红。辨证气血两虚，瘀热内扰，治法补气养血、清解瘀热。

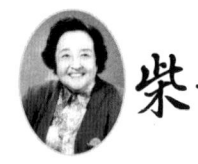

处方：北沙参20g，太子参20g，阿胶12g，益母草10g，白芍12g，白头翁12g，柴胡5g，香附10g，莲子心3g，小蓟20g，扁豆10g，香薷3g。7剂。

方中重用太子参为君，补益元气以摄血。以阿胶、白芍为臣，补养阴血；佐北沙参养阴清热，益母草祛瘀生新，柴胡、莲子心、白头翁清解瘀热，小蓟清热止血，扁豆、香薷健脾化浊，香附疏肝理气。

二诊：2004年12月21日。

药后至昨日阴道出血止。纳可，二便调。

舌肥黯红，脉细滑。

处方：太子参20g，覆盆子12g，金银花12g，枸杞子15g，侧柏叶20g，白芍12g，柴胡5g，仙鹤草12g，小蓟20g，益母草10g。7剂。

二诊及后续数诊沿续补气养血、清解瘀热治法调整用药。药后再无阴道出血，1个月后月经来潮，经期6天，色量如常。随访3个月，月经规律。

章四 产后病

【按语】

中医学认为，产后气血运行失常，血瘀气滞，或气虚不能摄血，或阴虚血热，均可致恶露不尽。

对产后病的治法，各医家所见不同。朱丹溪曰："凡产后之病，先固正气。"《景岳全书·妇人规》曰："产后气血俱去，诚多虚证，然有虚者，有不虚者，有全实者……不得概行大补，以致助邪""产后既有表邪，不得不解，既有火邪，不得不清，既有内伤停滞，不得不开通消导。"

柴师认为：临证产后病，既不可仅顾及"产后多虚"概以大补为治；亦不能不考虑"产后多虚"而见邪则去，不顾正气。虚与瘀当有所侧重。以虚为主，症见恶露量多、色淡、质稀，治宜补而兼顾祛瘀；以实证瘀滞为主，症见恶露量时多时少、色黯、有块，治宜化瘀而不忘补气血。本案患者行剖宫产术、产双胎，元气虚损过重，尽显虚象，然其舌质黯红，提示尚有瘀热，治法以补气养血为主，兼顾清解瘀热。

3. 产后失眠验案

郭某，女，35岁，已婚。初诊日期：1978年12月2日。

【主诉】

产后失眠4个月。

【病史与现状】

患者4个月前顺产，产后失眠至今。每夜服地西泮2～3片后可入睡2～3小时。产时出血不多，产后婴儿曾患病住院致产妇过度劳累。产后多汗，汗止即肌肉疼痛，上肢麻木。纳可，二便调。

产后未哺乳，1978年11月20日月经来潮，经期6天，经量中。

舌黯，脉沉细数。

【辨证】

气虚血瘀兼有伏热。

【立法】

养心清热，化瘀通络。

【病证分析】

患者产后失眠持续4个月未解，应与产后产妇劳累、忧思焦虑过度有关，是产后抑郁的症状表现，证属中医"郁证"范畴。

焦虑、忧愁伤及心脾，致心气不足；情志不遂，又致肝气郁结，气郁血行不畅则致血瘀；心主神明，心气不足，神明不得安定，故见产后失眠；气虚卫阳不固，腠理不实，阳不敛阴，阴津外泄，乃至自汗；汗出后伤津液，筋脉失于濡养，故见汗止即肌肉疼痛，上肢麻木；气郁日久，郁而化热，故脉见细数之象；舌黯、脉沉为气虚血瘀之象。辨证气虚血瘀，治法养心清热，佐化瘀通络。

> **处方**：生牡蛎30g，茜草10g，泽兰10g，桑枝30g，远志6g，合欢皮10g，枳壳10g，桔梗15g，浮小麦30g，竹叶10g，水牛角15g，百合30g。3剂。

首诊方以生牡蛎、浮小麦为君。生牡蛎质重能镇，有安神之功，擅治心神不安所致失眠证；浮小麦甘凉入心，能益心气、敛心液，轻能走表，能实腠理、固表皮，为养心敛液、安神止汗之佳品。以远志、合欢皮、百合为臣，辅助君药养心安神。远志苦辛性温入心经，性擅宣泄通达，能开心气而宁心安神，交通心肾；合欢皮养血安神同时，又具疏肝解郁、活血化瘀之功；百合养阴清心、宁心安神。茜草、泽兰、桑枝、枳壳、桔梗、竹叶、水牛角共为佐药。茜草、泽兰活血化瘀；桑枝温经通络；枳壳、桔梗调理气机；竹叶、水牛角清心泻火。全方养心安神、化瘀清热。

二诊：1978年12月5日。

睡眠较前改善，仍需服安眠药，每晚已可睡4～5小时。情绪较前稳定，汗出减少，肌肉麻木感减轻。

舌黯，脉细滑。

处方：南沙参30g，生牡蛎30g，茜草10g，桃仁10g，桑枝30g，石斛15g，牡丹皮10g，浮小麦30g，百合30g，丝瓜络10g。3剂。

服首诊方3剂后，失眠、汗出、身痛症状均有不同程度改善。现脉已无沉象。二诊继续以养心安神、化瘀清热治法治疗，同时加南沙参养阴清热，加丝瓜络活血通络。

患者于1978年12月8日三诊。药后失眠症状再度改善，不服安眠药可入睡。每晚可睡至6小时，醒后肌肉酸楚麻木感再减。

【按语】

柴师认为，产后抑郁症的病机虽以"郁"为主，但

章四 产后病

不能单纯从疏肝的角度论治，一定要注意产后"多虚多瘀"的病理特点。本案首诊，以生牡蛎、浮小麦为君，合远志、合欢皮、百合诸药，行养心敛液、安神、止汗之效；远志开心气，交通心肾；合欢皮养血安神并疏肝解郁、活血化瘀；百合养阴清心、宁心安神。以茜草、泽兰活血化瘀；以桑枝温经通络；以枳壳、桔梗调理气机；以竹叶、水牛角清心泻火。

同时，柴师引《临证指南医案》"郁证全在病者能移情易性"云：对产后抑郁患者，除予药物治疗外，尚应及时以心理学知识予精神、心理关爱，增强患者自信心。

4. 产褥感染验案

何某，女，41岁，已婚，初诊日期：1958年3月。

【主诉】

产后高热2个月余。

【病史与现状】

患者2个月前于自家土炕自行接生第6胎。产后恶露10天净。自产后第3天起持续高热，体温38℃以上，子宫逐渐增大，

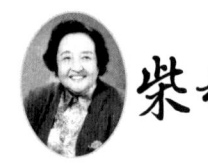

小腹疼痛拒按。当地医院认为产后体弱，以补血养血之法治疗数日，症状未减反而加重。现已产后2个月余，仍高热不退，腹部胀大如妊娠5个月，面色㿠白，体甚虚。

舌苔黄薄，脉数无力。

【辨证】

产后气虚，挟毒胞宫。

【立法】

益气清热，解毒化瘀。

处方：黄芪15g，野菊花12g，当归10g，益母草10g，香附10g，连翘10g，广地丁10g，延胡索10g，三七粉3g。3剂。

【按语】

本案距今已有60余年，据柴师当年医案整理。

患者产后高热不退，子宫逐渐胀大，小腹疼痛拒按，判断起因于产时在自家土炕接生，所用器具、衣物不洁，受外源性感染所致，西医诊断产褥感染，中医诊断产后发热。

患者就诊之日，柴师参加支农医疗队，正于北京房山

章四 产后病

交道镇卫生所忙于诊务。见一行八人小心翼翼抬一筐箩前来，筐箩中之妇人，面色㿠白，神疲懒言，四肢无力，动则气促。

观其症，辨其舌、脉，柴师云：乃产褥感染。总因于感染邪毒直中胞宫，与瘀血互结。一则：产时血室正开，胞脉空虚，感染毒邪，直犯胞宫，正邪交争急剧，故见高热；邪毒稽留体内日久，故见热势不退；邪毒入胞，与瘀血互结，阻滞胞脉，故见小腹拒按疼痛；舌苔黄、脉数无力，为邪毒感染内盛，正气已虚之象。二则：因产耗伤气血，正气虚衰，气虚清阳不升则见面色㿠白，中阳不振则见神疲懒言、四肢无力。患者病后曾以补血养血治法治疗效果不佳，是因仅考虑了产后"多虚"而忽视了感染毒邪。辨证产后气虚，挟毒胞宫辨证。治法益气清热，解毒化瘀。

处方：黄芪、野菊花、当归、益母草、香附、连翘、广地丁、延胡索、三七粉。

药用野菊花、连翘、广地丁清热解毒，消肿散结；以当归、延胡索、香附、益母草、三七粉活血化瘀；以黄芪益气固表，行补气升阳、补气摄血、补气行滞之效，并温里散寒，托毒生肌。

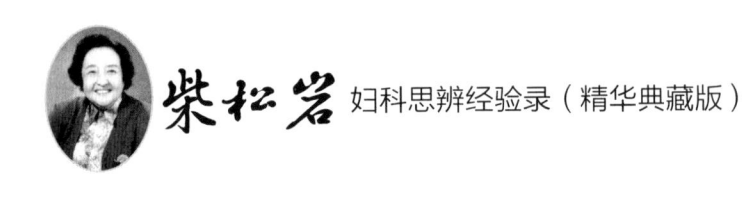

患者诊后当即服药。至傍晚，见阴道脓流不止如水泻。脓退，子宫明显缩小，腹部痛感立减，热退，精神好转，可自行坐起。以后再服药数剂，热全退，腹部疼痛缓解，体力恢复，病痊愈。

5. 妊娠合并巨乳症验案

张某，女，32 岁，已婚。初诊日期：1978 年 6 月。

【主诉】

怀孕近 3 个月，乳房急剧胀大。

【病史与现状】

患者孕 2 个月后某日因故大气、大怒。自此以后发现乳房迅速胀大，渐至无法穿衣，不能卧，转侧难忍。现孕 3 个月，乳房周径 48cm，纹重。

舌苔白、光润，舌根中心处有一微小舌苔剥脱，脉细弦滑。

【辨证】

肝郁湿阻，肾虚内热。

【立法】

解郁利湿，养阴泻火，佐以养胎。

章四 产后病

处方：旋覆花10g，柴胡5g，白芍10g，墨旱莲15g，熟地黄10g，泽泻10g，莲子心3g，川贝10g，金银花10g，北沙参20g，桔梗10g，菟丝子20g。7剂。

【按语】

本案之症，西医诊断妊娠合并巨乳症。

巨乳症又称乳房肥大、大乳房或巨乳房，本指女性乳房过度发育，含腺体及脂肪结缔组织过度增生，体积超常，与躯体明显失调。巨乳症发生后，有胸部压迫感，并有慢性乳腺炎、疼痛、肩部酸痛沉重及乳房下皮肤糜烂等症状出现。巨乳症多见于青春期或青年女性，亦可发生于妊娠期妇女。乳腺是雌激素作用的靶器官，妊娠期随黄体与胎盘增生，大量雌激素作用于乳腺促使乳腺增生，为分娩后哺乳作准备。乳腺对雌激素异常敏感者则出现乳腺的异常增生，即妊娠合并巨乳症。手术是治疗巨乳症的主要方法。本案患者处妊娠期，保胎、生育乃当前要务，手术时机并不适宜。

中医古籍无巨乳症记载。依其症状表现，属"怪症"

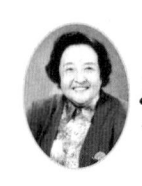

范畴。古人认为"怪病多痰""顽痰生怪病",乳房过度增生肥大,概因痰湿壅滞乳络所致。

柴师观察舌象良久,见舌苔白、光润,而于舌根中心处有一微小舌苔剥脱(图11),似有启发。

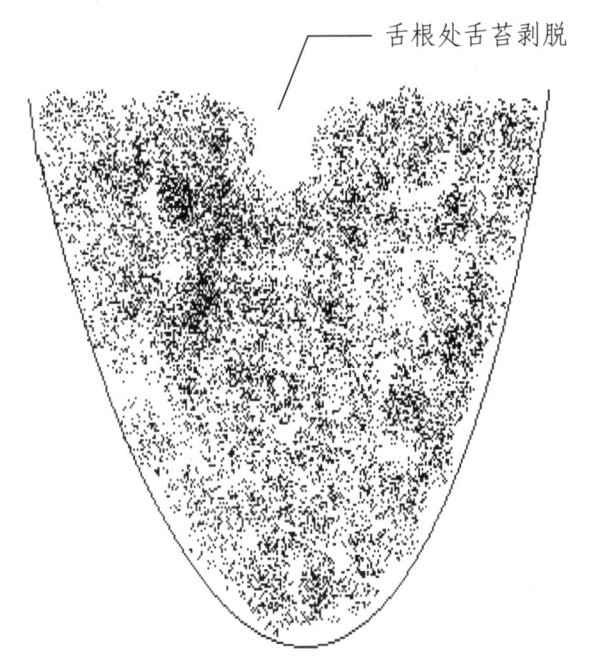

图11 舌根处舌苔剥脱

柴师联想此前曾治闭经一例。该患者因他病用黄体酮40mg/d连续治疗2个月后闭经,当时诊断因黄体过剩内膜受抑制所致。后经泻肾火,活血解郁治法治疗,月经来潮。该患者当时舌象与本案患者现舌象有相似之处。

柴师由此推断,本案患者巨乳之出现,或亦与其妊娠后黄体分泌过剩有关,可尝试以疏肝解郁,清下焦火治法治疗。

辨证:患者巨乳症缘于孕期大怒。孕期生气,肝气郁结,肝郁化火,木克脾土,脾虚运化不利,痰湿内停,湿浊壅塞乳络,乳络不通,郁而增大,故见巨乳。舌苔白、光润,仅舌根中心处有一微小舌苔剥脱,提示为肾阴不足,阴虚内热之象。脉细弦滑亦属肝郁肾虚之证。首诊辨证肝郁湿阻,肾虚内热,治法解郁利湿,养阴泻火。

处方:旋覆花、柴胡、白芍、墨旱莲、熟地黄、泽泻、莲子心、川贝母、金银花、北沙参、桔梗、菟丝子。

方中以柴胡为君,疏肝解郁。以白芍、墨旱莲、熟地黄、菟丝子、北沙参为臣,补肝肾,养阴血。以旋覆花、泽泻、莲子心、川贝母、金银花、桔梗为佐,旋覆花行水消痰;泽泻泻肾火,去湿热;莲子心、金银花清解心胃之火;川贝母、桔梗调理气机,化气行水。诸药配伍,行疏肝养阴,去湿泻火之效。

药后仅数日,患者乳房缩小,可卧床。再服数剂,乳房再缩小,坐卧自如,病渐愈。一年后随访,患者足月顺产一健康男婴。患者产后乳汁不多,乳房大小如常。

因乳房曾经胀大，皮肤松弛，无法自然恢复。

本案，柴师以舌象为依据发现病因，找到治疗思路。而透过舌象为辨证治疗提供依据，柴师有丰富经验。

舌质胖嫩有齿痕，乃脾虚之证；舌质淡为血虚之证。

舌红，提示阴血不足，阳明失去滋养，乃热象之证，可见烦躁、口干诸证。

舌黯，提示不仅阴血不足，尚有瘀阻脉络病机存在。

闭经患者见舌红、舌黯者，治法除需滋养阴血，舌红有热者不可急于通经，以防经血外溢不止反成崩漏；舌黯有瘀者需边补边通，一则旧血不去新血难生，二则瘀血阻滞，胞宫的气血运行不畅，不通则痛而发为痛经。

章五 妇科杂病

月经病 · 妊娠病 · 产后病 · 妇科杂病

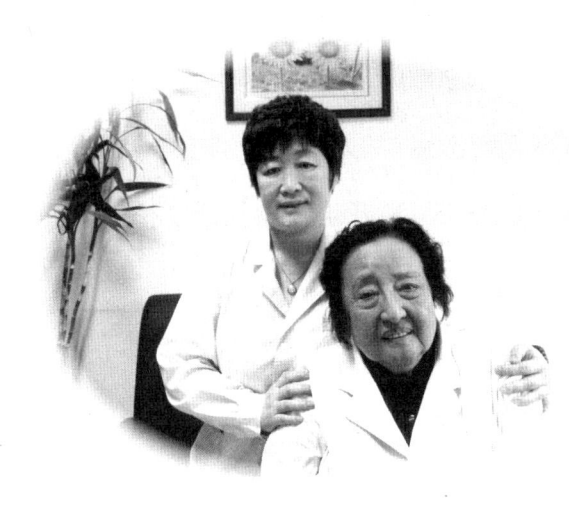

不孕症

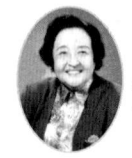

1. 阻塞性不孕验案

刘某，女，30岁，已婚。初诊日期：2003年4月28日。

【主诉】

近2年未避孕未孕。

【病史与现状】

患者既往月经周期24～25天一行，经期2天，经量少。结婚4年间妊娠1次，于2000年6月行人工流产术，手术顺利，术后无腹痛及阴道不规则出血。之后月经量渐少。近2年未避孕未孕。末次月经2003年4月18日。现基础体温呈低温相。带下不多。纳可，二便调。

2003年1月碘化油造影提示，双侧输卵管不通，伞端粘连。妇科检查提示，双附件增厚，有轻压痛。

舌肥嫩黯红，脉细滑。

【辨证】

血海受损，湿热阻滞。

【立法】

补益冲任，除湿通利。

【病证分析】

患者人工流产术后未避孕未孕2年，输卵管造影提示，双侧输卵管不通，妇科检查双附件增厚，有轻压痛，西医诊断继发阻塞性不孕、慢性盆腔炎，证属中医不孕。

患者舌肥嫩，提示素体禀赋不足，脾虚运化不利，痰湿内停，湿邪瘀久结聚；分析病史，人工流产术后血海空虚，湿热之邪乘虚而入，阻滞胞脉，日久结聚壅塞，脉络不通，不能成孕；人工流产术后月经量少，提示冲任损伤，肾气不足。辨证血海受损，湿热阻滞。治法补益冲任，除湿通利。

处方：菟丝子15g，当归10g，茯苓12g，山药12g，白术10g，桂枝3g，车前子10g，细辛3g，川芎5g，茜草炭12g，薏苡仁20g，川楝子6g。14剂。

全方以健脾扶正为治疗思路。药用茯苓、山药、薏苡仁、白术多味，共奏健脾利湿之功；辅以菟丝子温肾助阳；佐当归、川芎、茜草炭活血化瘀。车前子利湿活血化痰。

二诊： 2003年5月27日。

末次月经2003年5月15日。现基础体温上升1天。舌黯红，脉细滑。

处方： 萆薢12g，川芎5g，茯苓20g，野菊花15g，杜仲10g，三棱10g，水蛭2g，泽兰10g，鱼腥草12g，北沙参20g，女贞子20g，香附15g。7剂。

患者服首诊方1个月，舌肥嫩消失，提示脾虚之证改善。二诊舌质黯红，提示湿热瘀阻为目前主要病机，治法清热利湿、活血化瘀。

二诊方加用三棱、水蛭。

三棱味苦、性平，归肝脾经，苦平泄降，即可走血分破血中之结，又走气分行气消积，善消血瘀气结，癥瘕积聚。水蛭味咸、苦，归肝经，咸能走血，苦能泄结，入肝经血分，为破血逐瘀消癥之良药。《本经》曰其"主逐恶血、瘀血、月闭，破血瘕积聚，无子，利水道"，柴师云其具"破血而不伤正气"之效。

方中以三棱、水蛭合用，共奏化瘀消癥散结之功，以期改善输卵管之阻塞状态，又不至损伤阴血。

本方使用血分药较多缘于三方面考虑：①双侧输卵管不通，

宜加大活血化瘀通络之力；②此时正值基础体温上升之时，施活血化瘀之法疏通冲任气血，促进排卵；③患者目前在避孕中，使用活血药安全之虞。

三诊： 2003年6月3日。

末次月经2003年5月15日。基础体温典型上升9天。

舌苔薄黄，脉细滑。

处方： 瓜蒌15g，枳壳10g，续断15g，白芍10g，当归10g，路路通10g，茜草炭12g，月季花6g，覆盆子12g，桑寄生20g，川芎5g，地骨皮10g。7剂。

三诊继续以理气化瘀通络为治法治疗。药用瓜蒌、枳壳、路路通、茜草炭、月季花；辅以补肾养阴清热，以桑寄生、续断补而不腻之品养阴血，地骨皮清虚热。

四诊： 2003年6月10日。

末次月经2003年6月8日，经量较前增多。

舌黯红，脉细滑。

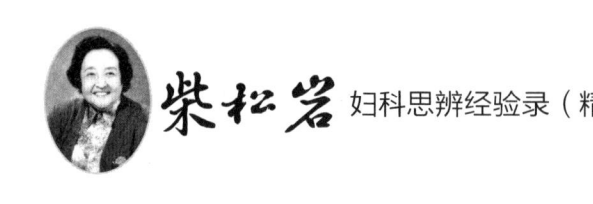

> **处方**：车前子10g，巴戟天4g，续断20g，泽兰10g，远志6g，桑寄生30g，冬瓜皮20g，薏苡仁20g，赤芍10g，丝瓜络10g，路路通10g，鱼腥草20g。7剂。

四诊方延续上方之法，佐用少量巴戟天。巴戟天性柔润、不甚燥散，温肾而不伤阴血。此方用之温肾助阳，于理气化瘀通络之时，兼顾护肾气。

五诊：2003年6月17日。

2003年6月15日通液检查，注液10ml，反流明显，压力40.0kPa。

舌淡红，脉细滑。

> **处方**：萆薢12g，木香3g，荔枝核10g，白芍10g，杜仲10g，当归10g，何首乌10g，薏苡仁20g，乌药10g，泽兰10g，路路通10g，菟丝子20g，马齿苋15g，延胡索10g。14剂。

近日通液检查结果提示，双侧输卵管仍阻塞。

经治近2个月，患者经量较前增多，舌质由肥嫩黯红转为黯红直至淡红，脾虚、阴血不足之证缓解。五诊治疗可全力攻伐脉络瘀阻之证。五诊方全方以温经利湿通络为治法，药用木香、荔枝核、乌药温通经脉；泽兰、路路通、延胡索化瘀通络；萆薢、薏苡仁清热利湿。

六诊： 2003年7月1日。

末次月经2003年6月8日。现基础体温上升12天。

舌黯红，脉细滑。

处方： 萆薢12g，川芎5g，鱼腥草15g，延胡索10g，泽兰10g，川贝母10g，夏枯草12g，杏仁10g，益母草10g，桑寄生30g。7剂。

六诊方延续五诊治法，针对脉络瘀阻之证。加川贝母、杏仁加强肺之气化作用。肺气宣达，气血通畅，以助胞脉畅通。

七诊： 2003年7月8日。

末次月经2003年7月4日，经前基础体温呈典型双相，经期3天。

舌黯，脉细滑。

处方：车前子10g，萆薢10g，丝瓜络10g，桔梗10g，川贝母10g，路路通10g，赤芍10g，柴胡5g，当归12g，桂枝2g，鱼腥草20g。7剂。

八诊：2003年7月15日。

末次月经2003年7月4日，经前基础体温呈典型双相。近日感冒。纳可，二便调。

2003年7月9日通液检查，双侧输卵管通畅，注液25ml，压力15.5kPa。

舌淡红，脉细滑。

处方：柴胡5g，丝瓜络10g，鱼腥草12g，桔梗10g，川贝母10g，赤芍10g，川楝子6g，枳壳10g，茵陈12g，合欢皮10g，香附15g，木香3g，茜草12g。7剂。

经治近3个月，患者近日通液检查提示，双侧输卵管通畅。八诊方以理气化瘀通络治法巩固疗效。

章五　妇科杂病

【按语】

不孕症是妇科常见疾病，占已婚育龄女性的2%～10%。输卵管阻塞性不孕占女性不孕的30%。

本案患者病程日久，脾失健运、湿热遏阻、冲任血虚诸证同时存在。看似湿热壅塞，胞脉不通是问题的关键，实为脾虚运化不利，痰湿凝聚，瘀阻胞脉致脉络不通。故湿热壅塞为标，脾失健运为本，素体脾虚乃致病之源。治病求于本。首诊治疗以健脾利湿治法为主，虽亦见月经量少、带下量少、脉细等阴血不足之征，暂时仍不宜重用滋腻之养阴药，以防加重脾虚湿阻之态。待治疗后脾虚之证改善，再行滋阴养血之法，用药亦多选补而不滞之品，如桑寄生、续断、当归等。

柴师经验撷菁

对于阻塞性不孕的治疗经验如下。

（1）辨病求因：阻塞乃现象，多为有形之物壅塞脉道，胞脉气机阻滞不通，精卵相遇受阻而不孕。壅塞之有形之物可为湿邪，可为血瘀。

湿邪有内、外之分。外湿多因气候潮湿，久居潮湿环境，

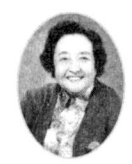

或涉水淋雨直接感受湿邪；内湿可因脾虚不能运化，或肾虚气化不利，水液代谢功能失常，水湿内停而致。

血瘀实为病理产物。或因寒凝血瘀，寒为阴邪，主收引，影响血脉运行，寒凝而致血脉不畅；或因气滞血瘀，气为血之帅，气滞则血凝，肝气郁结，致血脉不畅。

医者临证阻塞性不孕，首当辨明造成阻塞的原因，再谈论治。

（2）临证辨证与辨病相结合：可从健脾补肾、清热利湿、活血通络、软坚散结、调理气机等多种角度组合，立法用药，辨证施治。

感受湿浊，治法利湿化浊，常用药车前子、萆薢、瞿麦、茵陈、薏苡仁、莱菔子、半夏、扁豆等。

脾肾阳虚，水湿内停，治法健脾温肾，药用太子参、茯苓、白术、乌药、巴戟天、益智仁等。亦可通过加强肺的气化功能以化散水湿，药用桔梗、杏仁、川贝母等。

血瘀治法活血化瘀，常用药茜草炭、炒蒲黄、三七粉、延胡索。如为气滞血瘀，加柴胡、月季花、香附、枳壳、大腹皮、川楝子等，行气化滞。如为寒凝血瘀，加肉桂、桂枝、乌药、木香等，温经通络。

针对胞脉壅塞，治法软坚散结通络，药用夏枯草、生牡蛎、丝瓜络、路路通等。

2. 人工流产术后继发不孕验案

郭某，女，32岁，已婚。初诊日期：2004年3月23日。

【主诉】

未避孕未孕4年。

【病史与现状】

患者既往月经26～27天一行，7～8天净，经量中，时有痛经。婚后曾分别于1995年、1998年2次妊娠，均行人工流产术终止妊娠。术后月经量逐渐减少，周期尚规律。2000年孕至8周时胎停育，再行清宫术，此后至今未避孕未孕。无腹痛及其他不适。末次月经2004年3月15日。现月经周期第8天，带下量多，有味。纳可，眠欠安，二便调。

舌黯红，脉沉细滑。

【辨证】

冲任损伤，阴血不足。

【立法】

滋养阴血，补益肝肾。

【病证分析】

患者曾有3次妊娠史，以后同居未避孕未孕4年，证属"继发不孕"。

人工终止妊娠，使机体已建立起来的适应妊娠生理需要的脏腑、经络、气血功能骤变失衡，加之多次手术损伤冲任，耗伤阴血，故见月经量少，胎殒难留而成不孕；胎停育后4年未孕，情志不遂，必有肝气不疏，肝郁气滞，气滞日久则血瘀，胞脉瘀阻亦致不得受精成孕。阴血亏虚，心神失养，遂见眠欠安；舌黯红、脉沉细滑，亦为阴血不足之象。辨证冲任损伤阴血不足。

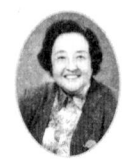

处方：枸杞子15g，桑椹子10g，女贞子15g，熟地黄10g，远志6g，牡丹皮10g，柴胡3g，枳壳10g，合欢皮10g，百合15g，金银花15g，茯苓20g。7剂。

首诊值患者月经周期第8天。根据辨证，暂以滋养阴血治法为主，辅以疏肝治法施治。方用枸杞子、桑椹子、女贞子、熟地黄滋养阴血，柴胡、枳壳、合欢皮、百合疏肝理气、解郁安神。

患者现带下量多、有味，首诊方佐金银花，清血分伏热。

二诊： 2004年3月30日。

末次月经2004年3月15日，基础体温呈低温相。眠欠安症状改善。

舌肥黯，脉细滑。

处方： 枸杞子12g，当归10g，川芎5g，香附10g，益母草10g，茜草12g，泽兰10g，砂仁6g，续断12g，杜仲10g，车前子10g，木香3g。7剂。

现接近排卵期。二诊当减少滋腻之养阴药物应用，以免影响肾阳之气化功能。药用续断、杜仲、车前子、川芎、益母草、茜草、泽兰温补肝肾、通利血脉。加用枸杞子、当归辅以补肾养血之效。

三诊： 2004年4月6日。

基础体温上升6天。

舌肥红，脉细滑。

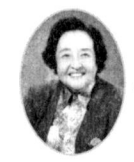

处方：柴胡5g，女贞子20g，砂仁6g，墨旱莲12g，合欢皮10g，续断20g，阿胶12g，莲子心3g，椿皮5g，覆盆子12g，桑寄生10g。10剂。

二诊药后排卵。三诊治法转以顾护冲任。忌或少用活血走下之品，以免过早动血。

四诊：2004年4月16日。

末次月经2004年4月8日，经量较前略增多，经前基础体温有不典型双相，高温相仅持续7天。

舌嫩黯，脉细滑。

处方：菟丝子20g，淫羊藿12g，远志6g，蛇床子5g，何首乌10g，阿胶12g，肉桂3g，巴戟天5g，杜仲10g，茵陈12g，茯苓12g，桑寄生20g，桃仁10g。14剂。

现已治疗1个月经周期，经量增多，眠欠安症状改善，提示阴血不足之证缓解；现舌嫩黯，基础体温高温相仅持续7天，黄体期时间短，提示肾阳亏虚。四诊方药用菟丝子、淫羊藿、蛇床子、肉桂、巴戟天、杜仲等重补肾阳，辅以何首乌、阿胶、桑寄生养阴血。

五诊：2004年6月18日。

末次月经2004年6月2日，经前基础体温有不典型双相，高温相持续10天，现低温相。二便调。

舌嫩黯，脉细滑。

> **处方**：柴胡5g，续断15g，女贞子15g，乌药10g，木香3g，川芎5g，淫羊藿10g，熟地黄10g，鸡内金10g，枳壳10g。14剂。

六诊：2004年9月21日。

末次月经2004年9月17日，经量中，经前基础体温典型双相，高温相持续13天。

舌嫩黯红，脉细滑有力。

> **处方**：柴胡5g，冬瓜皮20g，川芎5g，杜仲10g，香附10g，枳壳10g，鸡内金10g，枸杞子15g，菟丝子20g，桑寄生20g，续断20g，茯苓12g。14剂。

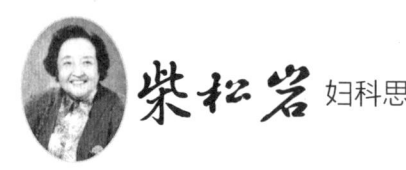

以温肾为主、养阴为辅、佐疏肝之法治疗5个月，现基础体温逐渐接近正常，黄体功能改善，脉亦较前滑而有力，提示肾气充盛，为今后妊娠奠定了基础。

七诊：2004年10月12日。

末次月经2004年9月17日。基础体温上升14天，今日下降。舌淡苔黄，脉沉滑。

处方：首乌藤15g，当归10g，枳壳10g，砂仁6g，杜仲10g，川芎5g，夏枯草12g，苏木10g，莱菔子10g，茯苓12g，郁金6g，香附10g。10剂。月经第5天服。

经治疗，基础体温恢复正常，今日下降，月经即将来潮。又现苔黄，提示内有热象。七诊方减用温肾之品，治法重点转移至化浊行气清热，药用枳壳、砂仁、夏枯草、莱菔子、郁金、香附等。

虽然患者基础体温高温相持续14天，今日已下降，因月经尚未来潮，不明确明日体温走向。若明日后体温持续上升，或有妊娠可能。本方已用当归、苏木、郁金等血分药，慎重起见，嘱患者等待体温继续下降，于月经来潮第5天服药。

八诊： 2004年10月26日。

末次月经2004年10月12日，经前基础体温有不典型双相。

舌黯红，脉沉滑。

处方： 柴胡5g，荷叶12g，阿胶12g，椿皮12g，山药10g，白术10g，月季花3g，生牡蛎20g，墨旱莲15g，小蓟20g，莲子心3g。14剂。

九诊： 2004年11月16日。

末次月经2004年10月12日。现基础体温上升18天，今查尿hCG（酶免法）阳性，证实妊娠。近日感冒咳嗽，阴道少量出血，无腹痛。

舌嫩黯，脉细滑。

处方： 芦根20g，菟丝子20g，续断20g，山药15g，黄芩10g，鱼腥草15g，桑白皮10g，金银花12g，川贝母10g，墨旱莲12g，莲须20g，侧柏炭20g。7剂。

患者继发不孕4年，经治疗8个月现怀孕。近日感冒咳嗽，九诊方以芦根为君，清肺，以防感冒入肺，加重咳嗽症状，增

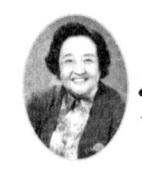

加腹压，扰动胎元。辅以鱼腥草、桑白皮、金银花、川贝母清热化痰，莲须、侧柏炭清热固冲止血。同时亦注意顾护肾气，药用菟丝子、续断、墨旱莲，治病与安胎并举。

十诊：2004年12月3日。

已孕8周。无腹痛及阴道不规则出血。

近日B超检查提示：早孕活胎，基础体温稳定。

舌嫩黯，脉沉细滑，左脉无力。

处方：覆盆子20g，菟丝子20g，柴胡5g，太子参12g，侧柏炭20g，山药20g，白术10g，荷叶10g，远志6g，生甘草5g。7剂。

现患者舌嫩黯，脉沉细滑，左脉无力提示脾肾不足之证，以覆盆子、菟丝子补肾固冲，太子参、山药、白术健脾安胎。如此加减、调整用药至孕12周，B超检查提示胚胎发育与孕周相符，无异常，停药。1年后随访，患者顺产一足月健康女婴。

章五 妇科杂病

柴师经验撷菁

人工流产术后继发不孕，多为阴血损伤所致。长期不孕，情志不遂，又有肝郁病机存在。对此类患者，应以滋养阴血、疏肝解郁之法为治。在辨证的同时，须顺应月经周期脏腑气血之生理性变化，调整治法及用药。卵泡期，治以滋养阴血之法，佐以疏肝。养阴血常用药何首乌、阿胶、女贞子、墨旱莲、熟地黄、山萸肉、枸杞子、当归等；疏肝缓急常用药柴胡、郁金、川楝子、月季花、玫瑰花、白梅花、合欢皮、百合等。排卵期，治以温补肝肾、通利血脉。常用药菟丝子、乌药、杜仲、夏枯草、细辛、三棱等。此时应慎重使用滋腻之养阴药。黄体期，治以顾护冲任，常用药墨旱莲、覆盆子、续断等，此时禁用活血走下之品。

3. 黄体功能不全致不孕验案

吴某，女，26岁，已婚。初诊日期：2003年4月11日。

【主诉】

结婚3年未避孕未孕。

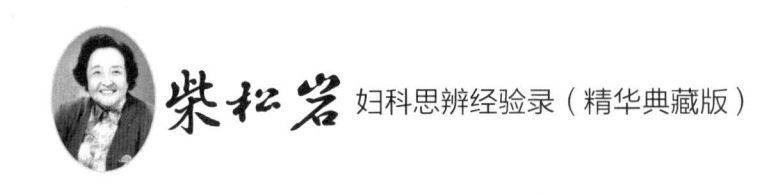

【病史与现状】

患者既往月经规律26～28天一行,经期8天,经量中,痛经。腰腹痛。结婚3年未避孕未孕。末次月经2003年4月6日,现经血未净,经量中。带下量多,大便干。

舌淡嫩,苔白,脉细滑。

【辨证】

肾虚肝郁湿阻。

【立法】

补肾养血,助阳利湿。

2003年1月17日激素水平检查,FSH为5.0mU/ml,LH为4.0mU/ml,PRL为11.1ng/ml,T为24.5ng/dl,E_2为＜20pg/ml,P为0.63ng/ml。

【病证分析】

患者结婚3年同房未避孕未孕,西医诊断原发不孕,证属中医不孕。结合腰腹痛,舌淡嫩,苔白,脉细滑,辨证肾虚湿阻。肾气虚,则冲任虚衰不能受精成孕;湿阻气机,气滞血瘀,湿瘀互结,不能启动氤氲乐育之气乃致不孕。现脉显滑象,提示冲任血海尚未枯竭。首诊拟治法温肾助阳利湿通络。

> **处方**：枸杞子15g，淫羊藿10g，阿胶12g，车前子10g，川芎5g，香附10g，乌药6g，薏苡仁20g，续断20g，当归10g。14剂。

方中以淫羊藿、乌药、续断为君，温肾助阳。以枸杞子、阿胶为臣，助君药补肾养血之力。佐车前子、薏苡仁利湿化浊，佐香附、当归、川芎理血脉。全方阴阳双补，攻补兼施，填补已缺失之气血。

二诊：2003年5月20日。

末次月经2003年5月2日，经期7天。现基础体温有上升。大便干。

舌黯，脉细滑。

> **处方**：瓜蒌20g，枳壳10g，荷叶10g，玉竹10g，夏枯草12g，白芍10g，椿皮5g，墨旱莲12g，鸡内金10g，桑寄生20g，柴胡5g，百合15g。14剂。

二诊时患者基础体温上升，提示已排卵；舌象由淡嫩变黯，苔白消失，提示湿邪渐祛，肾气渐充；舌黯，提示气血不足。

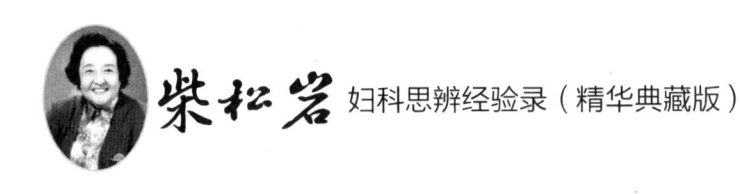

二诊治疗转以滋肾养血治法为重，辅以疏肝理气治法。药用玉竹、白芍、墨旱莲、桑寄生多味养阴血，以柴胡、夏枯草、枳壳疏肝理气，佐百合养阴安神缓急迫，鸡内金健脾和血。

三诊：2003年6月10日。

末次月经2003年5月30日，经前基础体温呈不典型双相（高温7天），大便干。

舌嫩黯，脉细滑无力。

处方：车前子10g，茜草炭12g，当归10g，远志5g，阿胶12g，丝瓜络10g，路路通10g，茵陈12g，巴戟天6g，玉竹10g，郁金10g，川芎5g。7剂。

三诊时又接近排卵期，治疗重点在活血通络。药用车前子、茜草炭、当归、丝瓜络、路路通、茵陈、川芎等，配合少量巴戟天激发兴奋肾阳，使之施泻而促排卵。

四诊：2003年6月17日。

末次月经2003年5月30日，经量多，有血块，痛经。经前基础体温近典型双相，现有上升趋势。

舌嫩黯，脉细滑。

妇科检查：后穹窿可触及多个细小触痛结节，骶韧带增粗。

> **处方**：冬瓜皮20g，薏苡仁20g，桂枝2g，生牡蛎30g，炒白芍10g，延胡索10g，茵陈12g，草乌10g，木香3g，杜仲10g，菟丝子20g，三七粉3g。7剂。

根据今日妇科检查结果，结合患者既往痛经史，不能除外子宫内膜异位症诊断。子宫内膜异位症多为瘀血湿浊阻滞之病理改变，后穹窿细小触痛结节正是此病病理变化之结果，今后治疗当以化瘀散结利湿通利为法。现舌象再现嫩象，仍提示阳气不足。

四诊方以生牡蛎软坚散结；延胡索、三七粉化瘀散结；以冬瓜皮、薏苡仁、茵陈利湿化浊通利；以草乌、杜仲、菟丝子温补肾阳。恐生牡蛎固涩之性加重血瘀之势，配以少量桂枝、木香温通血脉。

三七粉具有化瘀止痛、消肿、散结、止血四大功能。此方中用其化瘀止痛、散结之功，乃柴师治疗经期腹痛之特色用药经验。

五诊：2003年6月24日。

末次月经2003年5月30日，经前基础体温呈不典型双相。现基础体温上升7天。带下黄，大便干。

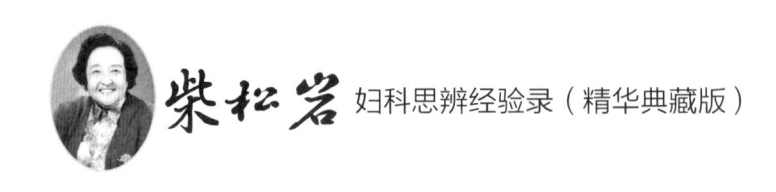

舌嫩黯，脉细滑。

> **处方**：枸杞子12g，杜仲10g，当归10g，玉竹10g，鸡内金10g，合欢皮10g，川芎5g，菟丝子20g，木香3g，续断20g，茜草炭12g，车前子10g。7剂。

六诊：2003年7月1日。

末次月经2003年6月29日，经前基础体温近典型双相。腹痛感明显减轻，现阴道出血量中，大便干。

舌黯，苔白，脉弦细滑。

> **处方**：柴胡5g，酒炒白芍10g，益母草10g，茯苓20g，合欢皮10g，茵陈12g，冬瓜皮12g，月季花6g，桑寄生20g，川芎5g，续断12g，仙鹤草10g。7剂。

依化瘀散结利湿通利佐温肾治法治疗1个月，经期腹痛症状明显改善，基础体温基本恢复正常。现舌黯，苔白，脉弦细滑，提示血瘀湿阻又兼肝郁之证。六诊方在化瘀利湿治法基础上佐以柴胡、月季花，疏肝理气。

章五 妇科杂病

七诊： 2003年7月11日。

末次月经2003年6月29日，基础体温呈低温相。近日带下增多，色黄，伴腰痛。

舌嫩黯红，脉细滑。

> **处方：** 柴胡5g，合欢皮10g，月季花6g，延胡索10g，连翘12g，蒲公英12g，远志5g，女贞子20g，熟地黄10g，大腹皮10g，鱼腥草10g。7剂。

患者近日带下增多，色黄为湿热下注之象。七诊方在药用连翘、蒲公英、鱼腥草清解热邪同时，以柴胡、合欢皮、月季花疏肝解郁；以熟地黄滋阴养血，配大腹皮理气化浊，以防熟地黄滋腻碍膈；药用女贞子滋阴清热。

八诊： 2003年8月5日。

末次月经2003年7月28日，经前基础体温近典型双相上升9天。腹痛、腰痛较前次月经稍重。

舌嫩黯，脉细滑。

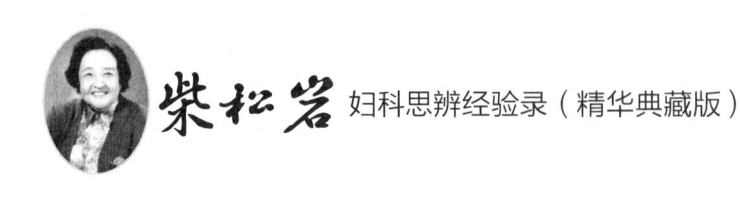

处方：车前子10g，当归10g，桂枝3g，川芎3g，茯苓10g，阿胶12g，陈皮6g，枳壳10g，菟丝子20g，何首乌10g，桑寄生20g，杜仲10g，延胡索10g，茜草10g。7剂。

患者黄体期稍短，提示肾阳略显不足。目前阶段治疗不能单纯助阳。阴阳互为根本，相互依存，相互转化。治疗目的虽在温阳，但不可脱离养阴，宜阴中求阳，注重阴阳平衡。八诊方药用阿胶、当归、何首乌、桑寄生、杜仲、菟丝子养血补肾，续用桂枝、川芎、车前子、延胡索等通利血脉。

九诊：2003年8月12日。

末次月经2003年7月28日。现基础体温呈低温相。带下量多，大便干。

舌淡黯，苔白，脉沉弦滑。

处方：车前子10g，瓜蒌20g，杏仁10g，川楝子6g，枳壳10g，细辛3g，远志6g，月季花6g，女贞子20g，苏木10g，路路通10g，柴胡3g，茯苓12g，陈皮10g。12剂。

九诊值患者月经第14天，白带已增多。治疗重点调理气机活血通络，启动氤氲乐育之气。大便干，加用瓜蒌、枳壳润肠理气通便。

十诊： 2003年8月26日。

末次月经2003年7月28日。现基础体温上升11天。大便干。舌淡，脉细滑。

> **处方：** 肉苁蓉10g，全当归10g，太子参12g，枳壳10g，香附10g，广木香3g，槐花4g，茜草炭12g，鸡内金10g，杜仲10g，菟丝子15g，淫羊藿15g。7剂。

大便干症状近期仍未缓解，考虑可能为此前滋阴润肠通便力量略弱，需加强润燥滑肠之力。十诊药用肉苁蓉、全当归润肠通便，同时加用槐花，清解大肠之热，消除肠燥之根源。

十一诊： 2003年9月2日。

末次月经2003年7月28日。现基础体温上升17天，有波动。大便干已解，小腹隐痛，有血性带下。今查尿hCG（酶免法）阳性。

舌嫩红，脉沉滑。

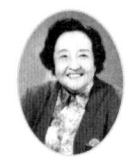

> **处方**：覆盆子15g，侧柏炭15g，柴胡3g，黄芩10g，墨旱莲12g，小蓟20g，白芍10g，菟丝子20g，白术10g，山药15g，地骨皮10g，北沙参20g。7剂。

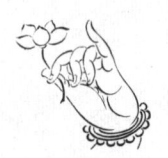

大便干症状缓解，月经期已过未潮，经查尿hCG（酶免法）阳性，证实已妊娠。现小腹隐痛，有血性带下；舌嫩红，脉沉滑显脾肾不足、热扰冲任之征。治法补肾健脾固冲清热。药用覆盆子、墨旱莲、菟丝子补肾，山药、白术健脾，侧柏炭、黄芩、柴胡、大小蓟、地骨皮等清热止血。

服上方后5天阴道血净，腹痛缓解。

以后依此法随证加减治疗3个月，复查B超，宫内胚胎发育未见异常，停药。1年后随访，后产一足月健康男婴。

【按语】

本案患者结婚3年未避孕未孕，虽既往月经规律，但基础体温现黄体期短，提示黄体功能不全，结合雌激素水平低下，患者素体禀赋不足，肾气不足、天癸不充，故难成孕。

黄体功能不全，是指排卵后卵泡形成的黄体功能不良或过早退化，孕酮分泌不足或子宫内膜对孕酮反应性降低，引起分泌期子宫内膜发育迟缓或停滞，或基质和腺体发育不同步，不利于受精卵种植和早期发育而引起的不孕、流产及月经失调等现象。黄体功能不全在不育症中为3%～20%，在习惯性流产中为25%～60%。

对黄体功能不全所致不孕，现代医学主要以两种方法治疗，即激素补充疗法，或用药物刺激黄体生成，如采用孕激素、绒促素、氯米芬治疗等。此外，对于血中催乳激素太高引起的黄体功能不全则需要用降低催乳激素的药物如溴隐亭治疗。

黄体功能不全散见于中医月经先期、月经后期、月经过少、胎漏、滑胎等病的论述中。从柴师本案看，相对于西医的激素替代等疗法，中医药治疗黄体功能不全亦具有优势。

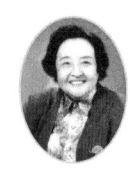

柴师经验掇菁

肾虚又以肾阳虚为主，或为黄体功能不全的基本病机。"肾藏精，主生殖，任脉系于肾""妇人以血为本""精血同源"，黄体期可视为肾的阳气充盛、肝的阳气升发之旺盛时期。肾阳不足，失于温煦，肝气郁结，失于条达，则阳气升发不及，不能达到和维持较高的基础体温，以致黄体功能不全。

对黄体功能不全所致不孕，治疗重在温肾助阳，疏肝解郁。

本案首诊可见带下多，苔白等症状，为阳虚水泛，水湿下注带脉所致，湿阻胞脉亦致不能摄精成孕。故在肾虚肝郁的病理基础上，亦存湿阻病机。治疗过程中，在温肾疏肝的同时，亦需行利湿通络之法。

4. 排卵障碍性不孕验案

杨某，女，34岁，已婚。初诊日期：2004年6月1日。

【主诉】

婚后5年未避孕未孕。

章五　妇科杂病

【病史与现状】

患者13岁月经初潮，周期不规律，1～4个月一行，6～7天干净，经量中。结婚5年未避孕未孕，2003年行试管婴儿未成功。末次月经2004年5月16日。纳可，眠佳，二便调。

2002年碘化油造影提示输卵管通畅，弥散欠佳。

舌嫩黯，脉细滑无力。乳头见毳毛，胡须重。

2003年4月曾行激素水平检查，E_2为82.19pg/ml，FSH为4.49 mU/ml，LH为28.5mU/ml，T为91.35ng/dl，P为2.17ng/ml。

【辨证】

肾阳不足，湿阻下焦。

【立法】

补肾调经，利湿化浊。

【病证分析】

患者既往月经稀发，1～4个月一行，体毛重，结婚5年未避孕未孕，睾酮高于正常值，西医诊断多囊卵巢综合征、原发不孕，中医诊断不孕症。

患者月经周期自初潮即后错，提示先天禀赋不足，肾气本虚；已近五七之年，正处"阳明脉衰，面始焦，发始堕"之时。阳明脉衰，气血不足，肾气始衰弱。舌嫩黯、脉细滑无力，即

297

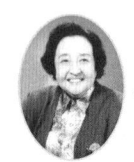

为佐证。

双侧卵巢呈多囊样改变，可考虑为湿邪留滞；输卵管造影提示弥散欠佳，考虑局部有粘连之可能，亦为湿邪阻络之征；脉呈细滑，可见肾阳不足之甚。辨证肾阳不足，湿阻下焦。治法温肾调经，除湿化浊。

> **处方**：车前子10g，川芎5g，菟丝子20g，夏枯草12g，川楝子6g，枳壳10g，桔梗10g，杜仲10g，百合12g，茜草10g，草乌6g，益母草10g。30剂。

首诊方以杜仲为君。杜仲甘、温，入肾经，温补肾阳的同时又具走下之性。以菟丝子、草乌、川芎、茜草、益母草为臣。菟丝子补肾阳、益肾精，平补阴阳而偏于补阳。草乌行气温肾并辛散宣通，《药品化义》云其"气雄性温，故快气宣通，疏散凝滞，甚于香附"，在促进卵巢功能恢复的同时又改善输卵管粘连状态。菟丝子、草乌二药合用，共同辅助君药温补肾阳。患者舌黯，为瘀阻之象，造影提示输卵管伞端粘连，故辅以川芎、茜草、益母草共奏活血之效。其中茜草善走血分，《本草纲目》言其"专于活血行血"；川芎既能活血，又能行气，上行头目，下入血海，为"血中之气药"，通达气血；益母草主入血分，既能活血，又能利水，以上三药活血而不破血。车前子、桔梗、夏枯草、枳壳、川楝子、百合为佐药。车前子通利水道，桔梗调理气机，夏枯草、川楝子、枳壳疏肝理气散结，百合缓急迫。全方温肾利湿行气调经，温肾而不过于燥热，活血而不动血。

二诊： 2004年9月3日。

末次前月经2004年7月5日，末次月经2004年8月7日，经前基础体温均有不典型双相。现基础体温上升6天。

舌嫩黯，脉细滑。

处方： 枸杞子15g，续断15g，川芎3g，柴胡3g，草乌10g，女贞子15g，丹参10g，覆盆子10g，山药20g，桑寄生20g，当归10g。20剂。月经第5天开始服用，连服2个月。

患者服药后月经恢复1个月一行，均有排卵。脉细滑，脉无力改善，肾气渐复。脉细提示血海尚未充盛。二诊方续用草乌、覆盆子、续断温肾同时，加用枸杞子、女贞子、桑寄生、当归养阴血。

三诊：2004 年 12 月 3 日。

末次月经 2004 年 10 月 19～24 日，现停经 42 天，近日查尿 hCG（酶免法）阳性。

> **处方**：覆盆子 20g，合欢皮 10g，白芍 10g，续断 15g，菟丝子 20g，黄芩 10g，百合 12g，山药 10g，女贞子 15g，莲须 15g，椿皮 15g。14 剂。

服药 4 个月后妊娠。以后治疗重用覆盆子、菟丝子以温肾固冲安胎。

【按语】

文献报道，在无排卵性不孕者中，50%～70% 因多囊卵巢综合征所致。

本案辨证肾阳不足，湿阻下焦，治法补肾调经，利湿化浊，患者服药 4 个月妊娠。

本案患者身处外埠，复诊不便，长期服用一方治疗。对于这种情况，柴师认为：应力争精准辨证，判断疾病演变趋势，预测服药期间对患者可能产生的不利因素，防微杜渐，使疗效向预期方向发展。

本案患者肾阳不足，常规可用巴戟天、淫羊藿、仙茅、杜仲、菟丝子温补肾阳。然巴戟天、淫羊藿、仙茅辛温燥烈，虽对治疗有利，久服不予调整，耗伤阴血，或于病情不利。不能及时调整方药的情况下，可代之以杜仲、菟丝子等平补之品，补而不燥。补肾的同时，应兼顾输卵管粘连情况。虽治以活血，不提倡使用三棱、莪术、水蛭、花蕊石等破血之品动血伤血，以出现阴血过度耗损之弊。宜选用茜草、益母草、川芎等药奏调经之效，茜草活血又具凉血之效，益母草活血尚有利水之功，川芎活血又有行气之用。

5. 免疫性不孕验案

卢某，女，34岁，已婚。初诊日期：2005年1月11日。

【主诉】

结婚4年未避孕未孕。

【病史与现状】

患者既往月经周期25～30天一行，经期7天，经量少。末次月经2004年12月12日。结婚4年未避孕未孕。曾行腹

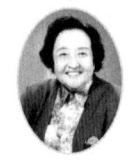

腔镜检查，盆腔无异常，双侧输卵管通而不畅。纳可，眠佳，大便不爽。

舌苔黄白，脉细滑。

2004年2月6日查抗心磷脂酶阳性，风疹病毒抗体测定阳性。

【辨证】

湿热阻滞，胞脉不畅。

【立法】

清热利湿，活血通络。

【病证分析】

患者结婚4年未孕，西医诊断原发不孕，证属中医不孕症。

曾查抗心磷脂抗体、风疹病毒抗体测定阳性，腹腔镜检查提示双侧输卵管通而不畅，大便不爽，舌苔黄，脉细滑，辨证为湿热阻滞，胞脉不畅。

处方：柴胡3g，枳壳10g，玫瑰花5g，益母草10g，冬瓜皮12g，杜仲10g，川芎5g，夏枯草10g，莱菔子10g，大腹皮10g，茵陈12g，茯苓10g。7剂。

患者抗心磷脂抗体、风疹病毒抗体测定阳性,提示内有毒热,为当前治疗的首要问题。首诊方以茯苓为君,利湿解毒;针对输卵管通而不畅,大便不爽,舌苔黄等湿热阻滞之证,以柴胡、夏枯草、茵陈、冬瓜皮为臣,辅助君药清热利湿,软坚散结;佐枳壳、玫瑰花、益母草、莱菔子、大腹皮、川芎,辅佐臣药活血理气,以期改善胞脉阻滞之疾;佐杜仲走下以温补肝肾。全方重在清热利湿以治标。

二诊: 2005年1月18日。

末次月经2004年12月12日,经前基础体温呈单相。舌苔白干,脉沉滑。

处方: 北沙参20g,阿胶12g,枳壳10g,茵陈10g,茜草10g,桃仁10g,泽兰10g,月季花6g,丝瓜络10g,通草10g,苏木10g,焦三仙30g。14剂。

首诊药后舌苔由黄变白干,提示热象减退;脉显沉象,提示血海不足。二诊治法填冲血海,药用北沙参、阿胶滋养阴血。去首诊方柴胡,以茵陈一味续解余邪;改以茜草、泽兰、丝瓜络、通草、苏木活血通络。

三诊： 2005 年 2 月 1 日。

末次月经 2005 年 1 月 23 日。现基础体温呈单相。二便调。舌肥红，脉沉滑。

> **处方：** 柴胡5g，鱼腥草10g，地骨皮10g，香附10g，
> 远志6g，茯苓12g，菟丝子20g，
> 细辛3g，蒲公英12g，连翘15g，
> 桑寄生15g。14剂。

二诊药后舌苔白消失，湿邪之证缓解。舌肥红，提示脾虚血海伏热。三诊治法转以清热解毒为主，辅健脾补肾。以柴胡、鱼腥草、地骨皮、蒲公英、连翘诸药合用，加强清热解毒之效。药用细辛温通血脉，茯苓健脾利湿，桑寄生、菟丝子补益肝肾，香附理气活血。

四诊： 2005 年 2 月 22 日。

末次月经 2005 年 2 月 20 日，经量少，基础体温呈单相。眠欠安。

舌暗，苔薄白，脉细滑。

2005 年 2 月 11 日复查抗心磷脂抗体阴性，风疹病毒抗体阴性。

章五 妇科杂病

处方：何首乌10g，益母草10g，川芎5g，阿胶12g，枳壳10g，杜仲10g，香附10g，冬瓜皮20g，泽兰10g，菟丝子12g，月季花6g，夏枯草12g。14剂。

经一、二、三诊治疗，患者近日复查抗心磷脂抗体、风疹病毒抗体测定均为阴性，热毒之邪基本解除。舌黯、脉细滑，提示冲任血海不足，胞脉瘀阻。四诊治法养血温肾，活血理气。四诊方以何首乌为君，补肝肾益精血；以阿胶、杜仲、菟丝子为臣，阿胶养阴血，杜仲、菟丝子温肾助阳；佐以益母草、川芎、枳壳、香附、冬瓜皮、泽兰、月季花、夏枯草活血化瘀、利湿散结。

五诊：2005年3月8日。

末次月经2005年2月20日，基础体温呈单相。

舌黯，脉细滑。

处方：菟丝子15g，菊花12g，金银花12g，女贞子12g，茵陈10g，百部10g，桔梗10g，桃仁10g，丹参10g，茜草10g，续断15g，连翘15g。14剂。

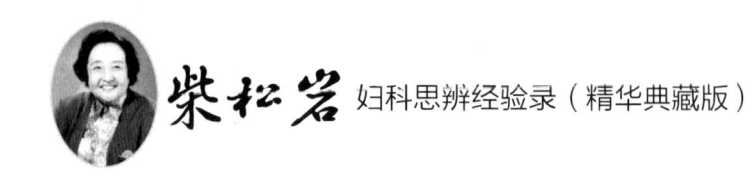

五诊治疗继续四诊治法，补肾清热活血。

六诊：2005年4月5日。

末次月经2005年2月20日。现基础体温上升21天。今查尿hCG（酶免法）阳性。

舌苔白干，脉沉细滑。

处方：柴胡5g，荷叶10g，藕节30g，地骨皮10g，百合12g，青蒿5g，女贞子20g，黄芩10g，侧柏炭10g，覆盆子12g，菟丝子10g。7剂。

经数诊治疗，患者妊娠。因既往有抗心磷脂抗体、风疹病毒抗体阳性病史，孕后保胎亦与一般保胎不同，仍需佐清热之法，与固肾安胎并举。六诊方以柴胡、荷叶、藕节、青蒿、地骨皮、黄芩、侧柏炭清热利湿，覆盆子、菟丝子、女贞子固肾安胎。

【按语】

柴师云：通常情况下，不孕症以肾虚、肝郁、痰湿、血瘀为主要病机，治疗以温养肾气、填精益血、调理冲任气血为法。实际临证时，常有其他病机挟杂。此类挟杂的病机或不直接致病,但长期存在,干扰治疗,久之甚或演变而成主要病机,或衍生他病。

本案不孕,系因首诊前抗心磷脂抗体、风疹病毒抗体阳性日久。抗体阳性,可视毒热侵袭,毒热不是导致不孕的常见病机,然毒热日久,损伤冲任,致冲任虚衰,胞脉失养,不能摄精成孕。柴师治疗本案,始终贯以清热解毒利湿之法,祛毒、祛湿,待抗心磷脂抗体、风疹病毒抗体转阴,毒热消失,再行补肾活血之法。孕后保胎亦不忘清热。

杂病

1. 月经先期伴痤疮验案

任某,女,22岁,未婚。初诊日期:2005年8月19日。

【主诉】

月经先期6年,近3个月伴面部痤疮。

【病史与现状】

患者16岁月经初潮,既往月经15～23天一行,经期4～7

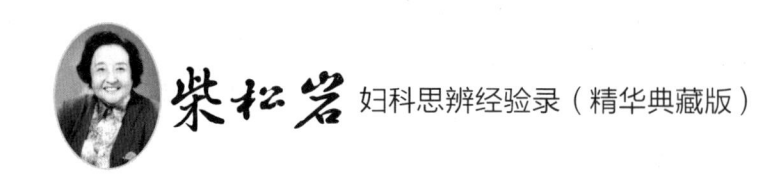

天，经量中。末次月经2005年8月19日。3个月前面生痤疮，常感鼻中发热，近日逐渐加重。现阴道出血不多，腹部稍痛，纳可，眠佳，大便干。

2005年8月17日激素水平检查，T为150ng/dl。

患者自幼喜食辛辣。

舌黯红，苔白厚干，脉细滑稍数。

【辨证】

肺经热盛，热扰冲任，血海不安。

【立法】

清解血热，调经固冲。

【病证分析】

患者自月经初潮起，15～23天一行，证属中医月经先期。自幼喜食辛辣生热之品，热邪内盛，热扰冲任，迫血妄行，故见月经周期提前；热性上炎，肺热壅滞，故见面部痤疮色红而痒；阳明热盛，故见大便干；舌黯红，脉细滑稍数为阴亏伏热之象，苔白厚干为阳明热盛之征。辨证肺经热盛，热扰冲任，血海不安。治法清热固冲。

> **处方**：野菊花15g，桔梗10g，川贝母10g，夏枯草12g，牡丹皮10g，竹叶10g，茅根10g，莲子心3g，金银花15g，木蝴蝶3g，郁金6g，槐花5g。7剂。

患者目前面部痤疮较重，提示肺经热盛。肺主气，外合皮毛，肺朝百脉，又约制血液运行。肺经有热，在外可表现为痤疮，在内可引起月经失调。

首诊方以野菊花为君。野菊花味苦平，入肺、肝经。野菊花清香泄散，善解疔疮肿毒，《本草求真》曰其"凡痈毒疔肿、瘰疬……无不得此得治""以辛能散气，苦能散火者是也"，此方用之清肺经之热。

以桔梗、川贝母、竹叶、茅根、莲子心诸药为臣。桔梗既善开提肺气，又排脓疗痈，川贝母泄热开郁散结，常用于痈疡初起，二药皆入肺经，共行调理气机之效；《经》曰："诸痛、疮、痒皆属于火，皆属于心"，故以竹叶、茅根、莲子心共清心火。其中茅根味甘寒，入心经，走血分，用之清热凉血止血，且不过寒，专治血热妄行之出血症，并可于清解心肺毒热之时，兼调理月经。

以夏枯草、牡丹皮、金银花、木蝴蝶、郁金、槐花、益母草诸药合用共为使。夏枯草、郁金清心解郁；牡丹皮归心经，入血分，凉血止血；金银花芳香疏散，善散肺经邪热，热毒疮痈，《本草纲目》曰其"治诸肿毒、痈疽、疥癣、杨梅诸恶疮，散热解毒"；木蝴蝶性味苦寒，入肺、肝二经，有润肺生津，疏肝和胃之功，亦有清热解毒之效，适宜用治湿热毒盛，留滞肌肤而致之痈疽疮肿，瘙痒流水，经久不愈者；槐花清阳明之热，肺与大肠相表里，肺热可下移大肠，清泄阳明之热，可达釜底抽薪之效。

综观全方，多以入肺经、入心肺经药物配伍，共达清解血热之功。

二诊： 2005年8月26日。

末次月经2005年8月19日。面部痤疮原有病位消退，瘙痒症状缓解，未见新生痤疮。大便干。

舌淡红，苔白干，脉细滑。

处方： 野菊花15g，桔梗10g，竹叶10g，茅根20g，莲子心3g，夏枯草12g，金银花15g，槐花6g，白头翁10g，青蒿5g，百部10g，牡丹皮10g，木蝴蝶3g。14剂。

服首诊方7剂，面部痤疮症状缓解。继依首诊治法施治。

患者诉近日大便干，提示大肠燥结有热。在首诊方基础上加用白头翁，辅助槐花加强清泄阳明之热；加青蒿，青蒿苦寒，芳香而透散，长于清血分之热，可使阴分伏热外透而出；加百部，百部入肺经，润肺下气，借肺与大肠相表里而达润肠之效。

三诊： 2005年11月4日。

面部痤疮再减退，局部无红疮，仅有痤疮暗红色痕迹。2005年9月16日、10月17日两次月经来潮，周期正常，经量较前增多。

2005年11月1日复查女性激素 T：65.0ng/dl。

舌红，脉细滑。

> **处方：** 芦根20g，茅根20g，黄芩10g，牡丹皮10g，赤芍10g，莲子心3g，夏枯草12g，川贝母10g，蒲公英12g，茜草12g，竹叶10g，水牛角12g，三七粉（分冲）3g。
> 14剂。

首诊、二诊药后，面部痤疮明显消退，两次月经来潮经量增多，周期正常。现患者面部局部尚有些黯红色瘢痕未祛，三诊治疗以软坚为主。三诊方药用夏枯草软坚；茜草、三七粉、赤芍化瘀散结。三七粉有止血、化瘀、散结、止痛之功，患者

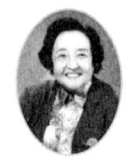

有月经先期史，现为经前，此时用三七不仅用其散结之性，亦用其止血之效，以防月经提前。

【按语】

《诸病源候论》云："面疱者，谓面上有风热气生疮，头如米大，亦如谷大，白色者也。"认为痤疮为肺胃蕴热，不得宣泄，进而痰湿阻滞，痰瘀互阻而引起。

对于年轻女性患者面部痤疮的治疗时机，柴师指出：病程尚短时，虽病势较重，然病情正处活跃期，及时治疗可改善皮肤形态，预后良好；若病程持续日久不治，局部皮损恐难修复。

柴师经验撷菁

痤疮发于女性往往与月经相关，或伴见月经不调，或经前加重发作。《妇人大全良方》云："凡医妇人，先须调经，故以为初。"因先病而后经不调者，当先治其病，病愈则经自调；因经不调而后生病者，则先调其经，经调病自愈。具体临证时，应根据患者发病特点，审因辨证论治。

本案患者因肺经热盛致冲任伏热而月经先期，属先病而后经不调。对类似本案肺经热盛之证，余多以清解之法施治。常用野菊花、桔梗、川贝母、夏枯草、牡丹皮、竹叶、茅根、莲子心、金银花、木蝴蝶、郁金、槐花诸药入肺经、入心经，清解血热，从肺而治。血热去除，冲任安宁，痤疮得解，经期亦恢复如常。

2. 盆腔炎性疾病后遗症验案

蔡某，女，30岁，已婚，初诊日期：2008年11月18日。

【主诉】

左下腹疼痛半年。

【病史与现状】

患者孕后因胎膜早破于2008年5月孕14周行引产术，术后27天又因胎盘残留行清宫术。此后至今左下腹持续疼痛。带下不多，无异味。经量较前减少，经前半个月周期性恶寒发热。平素纳呆，盗汗，有口臭，大便秘结。现月经每月一行，经期7天，经量偏少，经期腹痛，能忍。末次月经2008年10月31日，经量少、色暗。

2008年11月17日妇科检查：双侧附件增厚，有压痛。

血常规检查正常。B超检查盆腔未见异常。

舌肥淡，苔白腻，脉细弦滑。大腿前侧出现散在红色丘疹，局部痒痛。

【辨证】

湿热内蕴。

【立法】

清热凉血，佐疏肝化湿益肾。

【病证分析】

患者胎膜早破，继而引产，引产后又遇胎盘残留行清宫术，诸多环节皆可致邪热侵袭胞宫胞脉，引发盆腔炎性疾病后遗症。患者自觉下腹痛，妇科检查双侧附件增厚，有压痛，明确诊断盆腔炎性疾病后遗症。

邪热与余血相搏结，蕴积于胞宫，则见小腹疼痛；病情反复进退，耗伤气血，虚实错杂，缠绵难愈；气血耗伤不足，故致月经量减少；月经前半个月为氤氲期，此时重阴转阳，阴阳交错，伏热遇阳而发，正邪交争，故每遇此时即现发热恶寒；素体脾虚，运化不利，故见纳呆；运化失司，水湿内停，故见舌肥、苔白腻；平素便秘，阳明郁热不得泻，故见口臭；双大腿前侧为足阳明胃经循行，阳明郁热，故见大腿前侧散在红色丘疹，局部痒痛；病情日久，肝气不疏，故见脉弦。辨证湿热

章五 妇科杂病

蕴结。治法清热凉血，佐疏肝化湿益肾。

> **处方**：冬瓜皮15g，茯苓15g，合欢皮10g，夏枯草12g，茵陈10g，扁豆10g，月季花6g，桑寄生15g，杜仲10g，续断20g，川芎3g。7剂。

方中以茯苓为君，茯苓甘淡渗利，解毒利湿。《本草正义》云其"利湿去热，能入络，搜剔湿热之蕴毒。"以冬瓜皮、夏枯草、茵陈、扁豆为臣。夏枯草清热泻火、散结消肿，冬瓜皮甘凉，利水清热，茵陈、扁豆清热利湿化浊。以桑寄生、杜仲、续断、月季花、合欢皮、川芎共为佐药，补益肝肾，疏肝活血以调经。

二诊：2008年12月9日。

末次月经2008年11月28日。腹痛症状稍减。经量仍少，经色转红。

舌嫩淡，脉细滑。

处方：冬瓜皮15g，茯苓皮15g，杜仲10g，泽泻12g，荷叶10g，砂仁6g，龙眼肉12g，当归10g，香附10g，续断15g，川楝子6g，野菊花6g。7剂。

首诊药后苔白腻改善，湿热渐解，腹痛症状减轻，经色较前转红，便秘好转。继依清热利湿补肾疏肝治法治疗，加用龙眼肉、茯苓皮补心脾、益气血、利水湿。

三诊：2009年2月17日。

腹痛症状基本缓解，两大腿前侧红色丘荨消失。近日妇科检查，双侧附件稍厚，已无明显压痛。现停药2个月，近1周劳累后症状有反复，下腹时感疼痛，大便秘结不爽。末次月经2009年1月24日。

舌淡，脉细弦。

处方：瓜蒌12g，木香3g，茯苓20g，月季花6g，地骨皮10g，枳壳10g，柴胡3g，百合12g，白芍12g，续断15g，川楝子6g，野菊花6g。7剂。

首诊时患者舌肥、苔白腻、脉滑等征象，为脾虚湿蕴。经阶段性治疗，湿热内蕴病机已改变。三诊患者症见大便秘结，舌淡，脉细弦，提示阳明腑实及肝气郁结病机依然存在。三诊治法改以通便泄热、疏肝解郁。药用瓜蒌、茯苓、枳壳通腹泻热，柴胡、月季花、川楝子疏肝解郁，白芍、续断补肝肾、养阴血，地骨皮、野菊花清解伏热。

柴师经验撷菁

对湿浊内结，血瘀气滞所致盆腔炎性疾病后遗症，余曾以下方对证治疗：紫花地丁12g，蒲公英12g，香附10g，夏枯草10g，生蒲黄6g，蛇床子5g，草薢10g，三七粉2g，川芎3g。

以紫花地丁为君。紫花地丁性味苦寒，入心、肝二经，为清热凉血，解毒消肿之品。《本草纲目》曰其"主治一切痈疽……无名肿毒"；黄元御曰其"消毒肿，疗疮疥，行经泻火，散肿消毒"。可见本品对血热壅滞之证有良好功效。现代药理研究结果亦证实，紫花地丁确有消肿、消炎之功效，体外试验对痢疾杆菌、金黄色葡萄球菌、皮肤真菌等均存抑制作用。方中用以为君以解毒热壅结之患。

以蒲公英、夏枯草、香附同为臣药。蒲公英性味甘、苦、寒，入脾、胃、肾三经，具清热解毒、消痈散结功能。

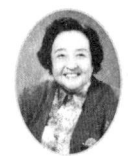

药效学实验表明，蒲公英对金黄色葡萄球菌、皮肤真菌有抑制作用。此方用之助君药解毒、消肿散结之力；夏枯草性味苦、辛、寒，入肝、胆二经，具清热散结之力，亦具抗菌作用。此方用之助君药散结、解郁；香附以气为用，在方中助君药行温散结气、除湿化滞之功，并缓和君药之苦寒。

以蒲黄、蛇床子、三七粉、川芎、萆薢为佐使，共助君药解毒、散结之效。蒲黄性味甘平，入肝、脾、心包三经，具有祛瘀行血之力，功于通经络、消瘀血；三七粉性味甘、微苦温，入肝、胃二经，具消肿化瘀之力，对气滞结聚、瘀阻之患疗效甚佳；加用蛇床子，以散寒燥湿；川芎性味辛温，《大明本草》有川芎治"一切风，一切气，一切劳损，一切血……调众脉，破癥宿血……养新血，消瘀血"的观点。以川芎为佐，消散化瘀，对治疗因慢性炎症导致的盆腔粘连有独特之效；萆薢性味苦、甘、平，具利水祛湿化浊通痹之力。《本草纲目》曰其"治浊茎中痛，痔漏坏疮"，可见有下行之性，余在临床中常用萆薢治疗盆腔炎性疾病后遗症，以化浊止带。

此方，诸臣药与众佐使药相合，共助君药达清热除湿化瘀、散结止痛之力，而凸显散结化浊之优势，对盆腔炎性后遗症久治不愈而湿浊内结或已成癥瘕者，疗效确切。

3. 阴道溃疡验案

张某，女，33岁，已婚。初诊日期：1974年2月26日。

【主诉】

阴道溃疡2年半。

【病史与现状】

患者于1969年12月4日曾因可疑绒毛膜癌予氟尿嘧啶治疗。1970年1月7日因阔韧带血肿慢性输卵管炎行全子宫加双侧输卵管切除，术后6个月自觉阴道疼痛。当时妇科检查见阴道黏膜粗糙，上1/3黏膜有大片坏死脱落，诊断为阴道炎。以后用抗炎治疗，症状无明显改善。后复诊，发现阴道片状溃疡，有接触性出血，经局部苏打水冲洗，甲紫、曲古霉素等药物局部治疗，阴道溃疡仍反复发作，至今未愈。2年余无房事，现阴道灼痛，带下量多，有恶臭。

阴道分泌物检查：pH 9。

舌红，苔黄，脉滑数。

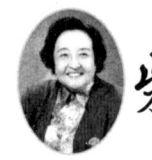

【辨证】

湿毒内蕴，浊气下注。

【立法】

清热利湿，解毒祛浊。

【病证分析】

患者由阴道炎迁延发展，至今阴道灼痛、溃疡如虫蚀2年余，证属中医阴疮。

患者患本病前曾有化疗史。化疗药物存于体内，在杀伤癌细胞的同时，亦对正常细胞、组织产生损伤作用，可视为中医学所称之毒热，久之则成湿毒内蕴。加之术后体虚，运化不利，湿浊内停，湿毒下注，腐肉酿脓，故见阴道溃疡、灼痛，带下量多、恶臭。辨证湿毒内蕴，浊气下注。治疗应采用口服中药内治与局部病灶外治相结合，予清热解毒、利湿化浊治法口服中药饮片内治，予自拟阴道溃疡敷剂浸纱条后敷于溃疡处外治。

处方：①口服中药。板蓝根15g，黄柏6g，柴胡6g，茯苓20g，龙胆草20g，生甘草30g，瞿麦12g，萆薢9g，茅根15g，百合30g，野菊花12g，蒲公英15g。3剂。水煎，口服，每日2次。

> ②**阴道溃疡敷剂。**冰片1g，麝香0.1g，硼酸1g，葡萄糖0.5g，氯霉素1g，以香油30ml调和，浸纱条，纳入阴道，每日1次。

药后3日，患者于3月1日复诊，阴道疼痛明显减轻，溃疡面出血减少。继续予上方10剂治疗，3月12日复诊，阴道疼痛再减轻，局部溃疡症状改善，口干、下腹疼痛感减轻，舌红、苔黄消失，热毒之象缓解。再予上方化裁数剂治疗，4月9日复诊，患者诉溃疡已愈。现舌苔薄白，脉弦滑，提示湿毒已解。脉呈弦象，患者诉近日性情急躁，提示目前肝阴不足，阴不敛阳。治法改以养肝阴为主。以枸杞子15g，荷叶6g，白芍12g，五味子6g，柴胡6g，地榆15g，熟地黄9g，陈皮9g，北沙参15g，桔梗9g内服治疗。此方重用枸杞子、白芍、五味子、熟地黄养肝阴。1974年5月14日随访，患者诉阴道溃疡再未复发，无不适，带下少许，性生活正常。1年半后再于1975年9月随访，患者诉自治疗后阴道溃疡再未复发。

【按语】

本案患者病起阴道炎,缠绵日久至阴道溃疡2年余,属阴疮重症。

中医学对妇人阴道生疮,甚则溃疡,脓水淋漓,局部肿痛者,称为"阴疮""阴蚀",认为此病多因湿热下注,蕴结成毒,或因正气虚弱,寒湿凝结而成。《妇人杂病脉证并治第二十二》第二十一条有记载:"少阴脉滑而数者,阴中即生疮,阴中蚀疮烂者,狼牙汤洗之。"指出病机主下焦湿热,聚于前阴,郁积腐蚀,而致糜烂成疮,治用狼牙汤洗涤阴中,以燥湿清热,杀虫止痒。

本案患者阴道病变起于化疗之后湿毒内蕴,浊气下注,热毒炽盛,腐蚀血肉而致阴部溃烂。内服中药饮片,治法清热利湿,解毒祛浊,重用野菊花、蒲公英、甘草,清解体内毒热,治其本;中药敷剂外敷,局部溃疡得到控制,缓急,治其标。

章五 妇科杂病

柴师经验撷菁

本病局部症状明显，治疗宜在内服中药治"本"的基础上，辅以外治，标本同治。

本案辨证湿热内蕴，浊气下注。首先，以清热利湿，解毒祛浊之方予内服中药治疗。

内服中药方以野菊花、蒲公英共同为君。野菊花味苦、辛，性凉，入肺、肝二经，清香泄散，具清热解毒作用，常用于治疗疔疮、痈肿、丹毒、瘰疬、疥癣等证，《纲目》曰其"治痈肿、疔毒、瘰疬、眼息"，《本草汇言》曰其"破血疏肝，解疔毒之药也"；蒲公英味苦、甘，性寒，归肝、胃、肾经，体轻降泄，专主清热解毒，散结消肿，主治乳痈、肠痈、瘰疬、诸疮肿毒，常用于内外热毒壅结所致诸证，《本草衍义补遗》曰其"化热毒，消恶肿结核有奇功"，《本草正义》曰其"治一切疔疮、痈疡、红肿热毒诸证，可服可敷，颇具应验"。现代药理研究结果亦表明，野菊花、蒲公英二药对多种病原微生物有不同程度的抑制作用。野菊花煎剂对金黄色葡萄球菌、大肠埃希菌、伤寒杆菌、痢疾杆菌、绿脓杆菌及流感病毒有一定抑制、杀灭作用；蒲公英煎剂或浸剂对金黄色葡萄球菌、溶血性链球菌及卡他双球菌抑制作用显著，对肺炎双

323

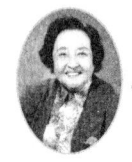

球菌、脑膜炎双球菌、白喉杆菌、痢疾杆菌及绿脓杆菌亦有抑制作用。患者患病日久，病情较重，此方重用二药为君，力行清热解毒、消痈散结之功。

内服中药方以板蓝根、茯苓、黄柏、龙胆草、茅根、生甘草多药为臣，共助君药清解毒热。其中，茯苓、龙胆草善治湿热疮毒，清热解毒同时又可利湿；黄柏清热兼可燥湿；板蓝根、茅根清热同时又可凉血；甘草清热又可缓急迫。以瞿麦、萆薢为佐药，利湿化浊。柴胡为使药，患者病位在阴部，肝经绕阴器，柴胡引诸药入肝经、达至病所。全方诸药配伍，重在清热解毒利湿。

此方甘草用法与寻常不同。甘草调和诸药为使药之用时，用量宜小，以3～6g为宜；甘草用于解毒消肿为君、为臣之用时，用量宜大，可用至30～60g。甘草补中、缓急，宜炙用；甘草解毒、止咳，宜生用。甘草味甘，性平，归脾、胃、心、肺经，气和性缓，可升可降。古人对甘草一药功效、用法记载甚多，《药性论》云甘草"主腹中冷痛，治惊痫，除腹胀满；补益五脏；制诸毒药；养肾气内伤，令人阴（不）痿；主妇人血沥腰痛，虚而多热，加而用之"，《医学启源》曰其"能补三焦元气，调和诸药相协，共为力而不争，性缓，善解诸急"。《主治秘要》云甘草"其用有五：和中一也；补阳气二也；调诸药三也；能解其太过四也；去寒邪五也"。本案患者就医时，阴道灼痛，带下量多并有恶臭，其病机为湿热内侵，方中重用甘草，以大剂量30g生用，助君药行泻火解毒之功。本案甘草之用法，乃余之经验用法，亦可从古人之处循其渊源。《绀珠经》云：甘草"生则分身梢而泻火……解百毒而有效"，《药性考》亦云：甘草"生用泻心，邪火急热、痈肿皆平。"

于口服中药内治同时，再予自拟敷剂外敷于溃疡处外治，使药物直接作用于病位，使药物有效成分经阴道黏膜迅速吸收，改变阴道酸碱度，抑制邪毒，减轻局部疼痛。

余治疗阴道溃疡外治敷剂自拟方基本配伍药物为冰片、麝香、硼酸、葡萄糖、氯霉素，诸药以香油调和，用时以纱条浸入后，纳入阴道外敷。

麝香、冰片本为开窍药，而临床实践证明，大多数开窍药均具有消肿止痛功效，常可用于治疗疮疡肿毒。

麝香味辛，性温，归心、肝、脾经，香烈窜散，可升可降。麝香通关利窍，消肿解毒，用于毒肿痛，痈疽久烂，疮疥硬痛。《本草正》言其可"除一切恶疮痔漏肿痛，脓水腐肉，

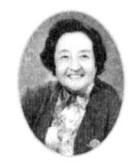

面墨斑疹。凡气滞为病者，俱宜用之。若鼠咬、虫咬成疮，以麝香封之"。

冰片味辛、苦，性凉，归心、脾、肺经，清香宣散。冰片开窍醒神，清热解毒，常用于热病神昏、惊厥、卒中痰厥，口疮齿肿、疮痈痔疮、目赤肿痛等病。《医林纂要》曰："冰片主散郁火，能透骨热，治惊痫、痰迷、喉痹、舌胀、牙痛、耳聋、鼻息、目赤浮翳、痘毒内陷、杀虫、痔疮、催生，其性走而不守，亦能生肌止痛。然散而易竭，是终归阴寒也。"

现代药理学研究结果表明，麝香、冰片均具有抗炎、抗病原微生物作用。麝香的水提取物对多种动物实验性炎症均具有显著抑制作用。麝香酊的稀释液对猪霍乱弧菌、大肠埃希菌、金黄色葡萄球菌的生长有抑制作用；冰片或其变构体（异龙脑）均能显著抑制小鼠巴豆油合剂所致的耳郭炎症和大鼠蛋清性趾肿胀。冰片对金黄色葡萄球菌、乙型溶血性链球菌、草绿色链球菌、肺炎双球菌、大肠杆菌及部分致病性皮肤真菌有抑制作用。

本敷剂配方中，余以麝香合冰片相佐，以其消肿解毒之性，配合硼酸、氯霉素达到杀菌、消毒、收敛之效，期待改变阴道pH较高之状态,并行清热解毒消肿之功,使局部溃疡之症快速得到控制。

4. 小儿性早熟验案

王某,女,9岁,初诊日期:2003年3月7日。

【主诉】

乳房发育1年,月经来潮2个月。

【病史与现状】

患者7岁零9个月乳房开始发育,9岁零8个月月经初潮,现已月经来潮2次,末次月经2003年2月1日。平素食欲旺盛,每餐进食主食约200g。二便调。

无特殊饮食嗜好。母亲孕期体健,无特殊服药史。

身高为1.40m,体重为49kg。

妇科检查:双乳房发育Ⅳ期,外阴发育Ⅲ~Ⅳ期,阴毛Ⅳ期。

舌肥黯,苔白干厚,脉沉滑。

2002年2月26日查,骨龄为13.3岁,提示发育早。预测身高1.431~1.485m。

2003年3月4日B超检查,子宫三径3cm×2.6cm×4.5cm,

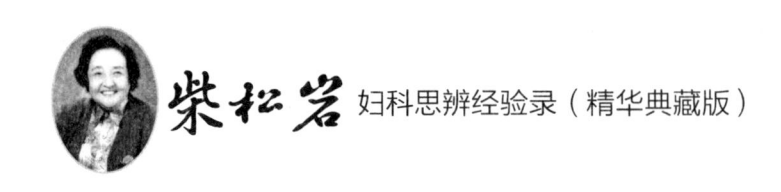

左卵巢3.1cm×1.3cm，右卵巢3.1cm×2.2cm。

【辨证】

阳明热盛，血海伏热。

【立法】

清热、固摄、敛阴，安冲。

【病证分析】

患者7岁零9个月始乳房发育，9岁零8个月时月经初潮。专科检查：双乳房发育Ⅳ期，外阴发育Ⅲ～Ⅳ期，阴毛Ⅳ期，骨龄检测提示为13.3岁，据以上症状可确诊性早熟。

患者平素每餐主食近200g，食欲旺盛，营养过剩，后天水谷精微过度蓄积，精血过早充盛，冲任血海提前满盈，天癸早至，故见身高、体重较同龄人偏高，女性性征发育提前，月经过早来潮；平素食欲旺盛，消谷善饥，脾弱胃强，阳明郁热，故见舌肥黯，苔白干厚，脉沉滑。辨证阳明热盛，血海伏热，相火不安。治法清热、固摄、敛阴、安冲。

处方：生牡蛎30g，莲子心3g，五味子5g，乌梅6g，茯苓20g，黄柏6g，泽泻10g，钩藤10g，荷叶10g，白芍10g，竹叶10g。7剂。

章五 妇科杂病

方中以生牡蛎、白芍、五味子、乌梅益阴潜阳酸涩固肾，黄柏、泽泻泻肾火，莲子心、竹叶、荷叶清心、胃之火，钩藤平肝缓急。

二诊：2003年3月18日。

服药后食欲略减。末次月经2003年3月初。纳可，二便调。舌苔黄厚，脉细滑。

处方：芦根20g，茅根20g，砂仁6g，荷叶10g，枳壳10g，金银花15g，菊花12g，玉竹10g，墨旱莲15g，白芍12g，乌梅6g，泽泻10g，女贞子15g，莱菔子10g，知母6g。14剂。

二诊方仍以养阴（玉竹、墨旱莲、白芍、女贞子）、固涩（乌梅）、清热泻肾火（金银花、菊花、泽泻）为治法。现患者每餐进食多，舌苔黄厚，提示仍有胃热。药用芦根、茅根、荷叶、知母清泻胃火，砂仁、莱菔子、枳壳化滞理气。

三诊：2003年4月4日。

近日乳房有增长，阴道分泌物量少。伴有咳嗽，二便调。舌红，苔黄厚，脉细滑。

处方：金银花12g，枳壳10g，丹参10g，黄芩12g，菊花12g，荷叶12g，百部10g，泽泻10g，茵陈12g，藿香5g，川贝母10g，鱼腥草20g。7剂。

患者现苔黄厚，咳嗽，提示内热较重，为肺胃郁热。三诊方以金银花、黄芩、菊花、荷叶、藿香、鱼腥草等清泻肺胃之热，川贝母、百部化痰散结同时调理气机，泽泻泻肾火。

四诊：2003年7月4日。

末前次月经2003年3月4日，末次月经2003年5月23日，经量少，经色黯，淋漓至今。时有腹痛，纳可，二便调。

舌红，脉细滑。面部有痤疮。

2003年6月B超检查，子宫横径4.7cm，左卵巢2.7cm×1.2cm，右卵巢2.6cm×1.4cm，双肾上腺未见占位病变。

处方：五味子3g，黄芩10g，芦根30g，鱼腥草15g，藿香3g，椿皮10g，百部6g，荷叶12g，地骨皮10g，莱菔子10g，小蓟20g。7剂。

经一、二、三诊治疗，患者月经有所抑制。近日B超复查，提示子宫、乳房较首诊时缩小。现患儿依然消谷善饥,阴道不规则出血1月余,舌红,脉细滑,提示仍有热象,有火。四诊治法主以清热泻火,辅以固冲止血。方中以黄芩、芦根、鱼腥草、藿香、荷叶、地骨皮清热,以五味子、椿皮固冲,大小蓟清热止血,莱菔子消食行气化积。

五诊: 2007年7月11日。

昨日起血量减少,近日体重减轻。纳呆,二便调。

舌黯,苔白,脉细滑。

处方: 生牡蛎20g,白芍12g,五味子3g,地骨皮10g,生地黄12g,黄芩10g,侧柏炭20g,仙鹤草12g,小蓟20g,黄柏5g,椿皮5g。14剂。

五诊治法养阴清热固冲。以生牡蛎育阴潜阳、固冲止血;白芍、五味子酸甘,养阴同时又有收敛作用;生地黄养阴清热;地骨皮清血分伏热,又可凉血止血;黄芩、黄柏、椿皮清热泻火燥湿同时又可固冲;侧柏叶、仙鹤草、大小蓟清热止血。

柴师经验撷菁

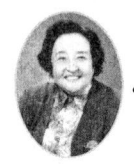

小儿稚阴未长，肾阴不足，无以制阳。

目前小儿的喂养不当导致性早熟的现象应引起注意。女子"一七"为性的不成熟阶段，最忌兴阳（无论药物、食物）；女子"二七"虽已为性的成熟阶段，但尚幼小，亦不宜轻易鼓动肾阳，应慎用、慎食兴阳的药物及食物；小儿9岁之后应慎用过于寒凉药物，因为此时期已向"二七"发育，寒凉药物会干扰正常的生理进程。

余临证小儿性早熟，常问诊追问患儿有无喜食羊肉、狗肉、虾皮等食物习惯，有无喜食含保健品成分饮料习惯，及长期服用兴阳成分药物的治疗病史。依据辨证，常以固涩、养阴、清热为法施治。

针对小儿性早熟的治疗，在抑制其过早发育的同时，需顾及卵巢功能不致损伤而为以后发育留下隐患。治疗当以酸敛为主，一则可育阴养阴，二则可涵阳从而抑制肾阳。

5．中医药治疗外裔妇科疾病验案

案1 多囊卵巢综合征致闭经验案一则

艾某，女，28岁，法国籍，已婚，初诊日期：2006年11月23日。

【主诉】

闭经7年，结婚4年未育。

【病史与现状】

患者13岁月经初潮，一月一行，经量中。19岁时无诱因闭经，当地医院诊断多囊卵巢综合征。以后曾予人工周期、促排卵等药物治疗，2004年9月、2006年8月各妊娠1次，均于孕10周左右胎停育。末次月经2006年10月28日（激素后）。

舌肥黯红，脉细滑。

【辨证】

湿浊内结，冲任不充。

【立法】

健脾化浊，填冲调经。

【病证分析】

患者闭经7年，西医诊断多囊卵巢综合征，证属中医闭经。

患者无其他不适，舌肥黯红，脉细滑，辨证脾虚血虚；现为胎停育后3个月，考虑兼有肾虚内热。治法养血健脾、补肾调冲清热疏肝。

> **处方**：车前子10g，当归10g，地骨皮10g，合欢皮10g，菟丝子20g，茯苓12g，夏枯草10g，川贝母3g，钩藤10g，山药15g，白术10g，百合10g，白梅花10g。7剂。

首诊方药用白梅花、夏枯草解肝郁、清肝热，山药、白术健脾益气，菟丝子温补肝肾，地骨皮、茯苓清热，当归、车前子活血通利，合欢皮、百合安心神、缓急迫。诸药合用，解郁、清热、健脾、补肾、通利、缓急，多效并举。

二诊：2006年12月14日。

首诊后患者服用中药同时仍继续激素治疗。末次月经2006年12月2日，经量少，经期3天。未测基础体温。

舌绛红，苔薄黄，脉细滑。

> **处方**：柴胡3g，莲子心3g，石斛10g，百合10g，玉竹10g，远志6g，泽兰10g，墨旱莲12g，桑椹子15g，川贝母10g，生甘草5g，绿萼梅10g，郁金6g。14剂。

嘱患者停用激素，每日晨起监测基础体温。

患者首诊后服中药同时仍服激素，虽有月经来潮，不能判断是否自然月经，嘱患者中药治疗期间暂停激素治疗。

现患者舌绛红、苔薄黄，热象较前明显。二诊治疗在疏肝的同时加强清热养阴之力。以柴胡、莲子心、生甘草清热，以石斛、百合、玉竹、墨旱莲、桑椹子众药养阴。

三诊： 2006年12月27日。

药后基础体温上升，无明显不适。

舌苔白干，脉细滑。

处方： 柴胡5g，车前子10g，茵陈10g，覆盆子20g，浮小麦15g，黄芩10g，扁豆10g，荷叶10g，墨旱莲12g，茯苓12g，栀子3g，菟丝子20g。10剂。

三诊见舌苔白干，或与二诊用药有关。柴师云：二诊众药养阴，是"证"之所需，治法正确。然大量施用养阴药，或有过于滋腻变生痰湿之弊。三诊方加用车前子、茵陈、扁豆、荷叶、茯苓，祛湿化浊。

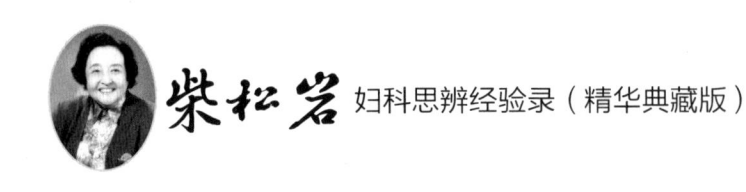

四诊： 2007年1月11日。

末次月经2007年1月7日，经前基础体温呈不典型双相，大便干。

舌黯红，脉细滑。

处方： 瓜蒌20g，郁李仁6g，女贞子20g，合欢皮10g，菟丝子20g，太子参12g，北沙参20g，何首乌10g，墨旱莲10g，白术10g，百合10g，绿萼梅10g。7剂。

患者自二诊后已停止服用激素，目前为纯中药治疗。三诊药后有自然月经来潮，并经前基础体温呈不典型双相，提示排卵恢复。本有肝气不疏之证，现大便干，为阳明病变。四诊方药用瓜蒌、郁李仁，润肠通便，同时疏肝解郁。

四诊后数诊，均以纯中药治疗。治疗期间，有自然月经来潮，40～60天一行，经前基础体温呈双相，排卵恢复。治疗过程及方药记录于下。

五诊： 2007年1月18日。

末次月经2007年1月7日。大便干。

舌淡红，脉细滑。

处方：瓜蒌12g，钩藤6g，薏苡仁10g，杜仲10g，菟丝子20g，太子参12g，月季花6g，肉苁蓉5g，淫羊藿10g，桃仁10g，川贝母10g，香附10g。7剂。

六诊：2007年1月25日。

基础体温呈上升趋势，夜寐欠安，疲乏无力。

舌淡，脉细滑。

处方：阿胶12g，远志6g，女贞子12g，黄芩10g，枸杞子15g，太子参12g，椿皮5g，覆盆子20g，山药20g，白术10g，百合10g，龙眼肉12g，车前子10g，香附10g。7剂。

七诊：2007年2月8日。

基础体温尚稳定，未来月经。

舌淡，脉细滑。

处方：枸杞子15g，龙眼肉15g，巴戟天3g，当归10g，菟丝子15g，茯苓12g，杜仲10g，何首乌10g，莲子心3g，益母草10g，月季花6g，远志6g。7剂。

八诊：2007年3月8日。

基础体温呈典型上升，无明显不适。

舌嫩淡，苔有剥脱，脉细滑。

处方：枸杞子15g，首乌藤15g，白术10g，菟丝子15g，墨旱莲15g，郁金6g，龙眼肉12g，巴戟天3g，当归10g，木香3g，枳壳10g，香附10g，茯苓10g。10剂。

九诊：2008年3月29日。

末次月经2007年3月11日，经期4天，经量少，经前基础体温近典型双相，大便稀。

舌淡，脉细滑较前有力。

章五 妇科杂病

处方：阿胶12g，益智仁10g，香附10g，当归10g，菟丝子20g，茯苓12g，白头翁10g，三棱10g，路路通10g，白术10g，槐花5g，益母草12g，猪苓6g。7剂。

十诊：2007年4月26日。

末次月经2007年4月23日，经前基础体温呈双相。舌淡，脉细滑。

处方：枸杞子15g，龙眼肉15g，山药15g，当归10g，菟丝子15g，茯苓12g，合欢皮10g，三棱10g，益母草10g，熟地黄10g，乌药6g。7剂。

十一诊：2007年5月10日。

末次月经2007年4月23日。现基础体温上升不稳定。舌淡黯红，脉细滑。

> **处方**：何首乌10g，柴胡5g，合欢皮10g，当归5g，枸杞子15g，茯苓12g，椿皮5g，覆盆子20g，山药20g，白术10g，莲须15g，杜仲10g，菟丝子20g。7剂。

十二诊：2007年5月30日。

近日基础体温上升后稳定。查尿hCG（酶免法）阳性。现无腹痛及阴道出血。

舌淡，脉沉细滑。

> **处方**：远志6g，黄芩10g，百合10g，莲子心3g，枸杞子15g，茯苓12g，椿皮5g，覆盆子20g，山药20g，白术10g，苎麻根5g，浮小麦20g。7剂。

患者以中医药治疗近6个月，近日查尿hCG（酶免法）阳性，证实妊娠。孕后以健脾补肾固冲之法治疗，调理至孕4个月停药。2008年3月20日随访，3个月前顺产一健康女婴；2009年4月随访，第二胎已妊娠4个月。

案2 子宫内膜异位症致痛经验案

石井某，女，34岁，日本籍，已婚。初诊日期：2006年

12月20日。

【主诉】

经期腹痛3年。

【病史与现状】

患者既往月经周期规律，25～29天一行，伴经期腹痛，近3年经期腹痛明显。2005年9月突发下腹痛，经当地医院检查，诊断左侧子宫内膜异位囊肿破裂，后予药物保守治疗。2006年2月因囊肿复发行双侧子宫内膜异位囊肿剥除术。末次月经2006年12月13日。

患者结婚13年，10年前曾人工流产1次，以后未避孕，2006年怀孕1次，并于当年5月胎停育。现未避孕未孕。

舌黯红，脉细滑。

【辨证】

血脉瘀热。

【立法】

清热化瘀，补血散结。

【病证分析】

患者素有痛经史，经手术病理确诊为子宫内膜异位症，证属中医痛经；婚后多年未避孕未孕，证属中医不孕。

从辨病与辨证结合的思路考虑，子宫内膜异位症根本病机

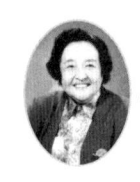

为冲任气血瘀滞不通。不通则痛，不通则不孕。血脉瘀阻，血不归经，亦致血海不足，不能养胎，则胚胎停止发育。气血瘀滞日久化热，这部分患者基础体温基线多偏高，是热象的一种表现形式。综上所述，本案病机特点为瘀、热、滞、虚（阴血不足），治法清热化瘀，补血散结。

处方：何首乌10g，生牡蛎20g，川贝母10g，桔梗10g，白芍10g，墨旱莲12g，香附10g，月季花5g，鱼腥草12g，金银花10g，合欢皮10g，茅根12g，三七粉3g。7剂。

首诊方以鱼腥草、金银花、茅根清解瘀热，川贝母、桔梗、香附调理气机，月季花、三七粉化瘀，生牡蛎散结，何首乌、白芍、墨旱莲养阴血，合欢皮养心安神、缓急迫。

二诊：2007年1月10日。

药后于2006年12月26日阴道有少量出血，3天净，基础体温呈单相。

舌黯，脉沉弦滑。

处方：柴胡5g，莲子心3g，川贝母10g，益母草10g，白芍10g，蒲公英10g，茜草炭12g，月季花5g，百合12g，金银花10g，合欢皮10g，枸杞子12g，三七粉3g。7剂。

首诊药后证候未变，继续以清热化瘀养阴血为法治疗。

三诊：2007年1月24日。

末次月经2007年1月19日，经量中，腹痛症状减轻，经前基础体温呈不典型双相。现大便溏薄。

舌黯红，脉细滑。

处方：北沙参12g，槐花5g，蒲公英10g，马齿苋12g，续断12g，菟丝子12g，月季花6g，茯苓10g，益智仁10g，蛇床子3g，川芎5g，白芍10g，香附10g。7剂。

三诊大便溏薄，舌红，提示阳明有热，加用槐花、马齿苋清解阳明之热。

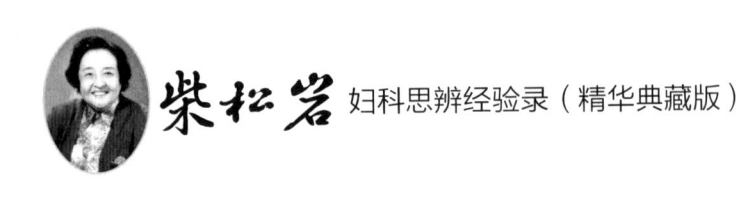

四诊： 2007年1月31日。

末次月经2007年1月19日，现基础体温呈典型上升。

舌苔白干，脉细滑。

处方： 柴胡5g，玉竹10g，阿胶12g，地骨皮10g，远志6g，女贞子20g，覆盆子20g，莲须15g，山药15g，白芍10g，青蒿6g，百合12g。10剂。

患者现基础体温已上升。此时化瘀行气药不能再用，治法转以补养阴血、清热固冲。

五诊： 2007年2月14日。

末次月经2007年2月11日，经期腹痛症状已解，经前基础体温呈不典型双相。近日感冒。

舌黯，脉细滑数。

处方： 芦根20g，生牡蛎20g，茜草10g，青蒿6g，木蝴蝶3g，当归10g，香附10g，益母草10g，鱼腥草12g，金银花10g，女贞子15g，荷叶10g，北沙参15g，泽兰10g。14剂。

患者近日感冒，五诊方加用芦根、木蝴蝶、青蒿清热解毒，利咽去湿。

六诊： 2007年3月21日。

末次月经2007年3月8日，经前基础体温呈不典型双相。现基础体温低温相。

舌苔黄，脉细弦滑。

处方： 女贞子20g，丝瓜络10g，三棱10g，覆盆子15g，黄芩10g，杜仲10g，细辛3g，当归10g，车前子10g，荷叶10g，佩兰5g，红花6g，菟丝子20g。7剂。

舌苔黄，提示有湿热，加用荷叶、佩兰清热利湿。

现基础体温处低温相。六诊方予细辛、三棱、丝瓜络、车前子温经活血通络，杜仲、菟丝子、覆盆子温肾助阳，以期促进卵子生成与排出。

七诊： 2007年3月28日。

末次月经2007年3月8日。现基础体温上升。

舌淡，脉沉滑。

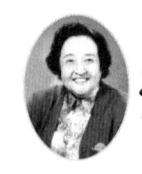

处方： 苎麻根5g，枸杞子15g，莲子心3g，地骨皮10g，椿皮6g，菟丝子20g，覆盆子20g，莲须15g，山药15g，合欢皮10g，白术10g，百合12g。7剂。

基础体温已上升，再以健脾补肾、清热固冲为法治疗。

八诊： 2007年4月11日。

末次月经2007年4月1日，经前基础体温呈不典型双相。舌黯红，脉沉滑稍数。

处方： 柴胡5g，玉竹10g，三棱10g，车前子10g，墨旱莲12g，莲子心3g，细辛3g，当归10g，川贝母10g，香附10g，白芍10g，菟丝子20g。10剂。

又逢经后，八诊施以补肾结合通利之法治疗。

九诊： 2007年4月25日。

末次月经2007年4月1日，基础体温上升后稳定。今日查尿hCG（酶免法）阳性。

舌苔薄黄，脉沉滑。

处方：苎麻根5g，黄芩10g，荷叶10g，藕节20g，浮小麦12g，菟丝子20g，覆盆子20g，莲须15g，山药15g，白术10g，百合12g。7剂。

治疗5个月，患者妊娠。九诊及以后数诊，治法健脾补肾清热固冲。2008年7月16日复诊，诉2007年12月顺产一男婴。

【按语】

以上两案所载，为柴师以中医辨证方法治疗非本国患者案例。

柴师认为：中医学的理论体系有两个基本观点，整体观及辨证论治。

所谓整体观，一则机体是统一的整体。人体为有机整体，各组织、器官有着各自不同的功能而又相互协调、统一；二则人与自然相统一。自然界存在人类赖以生存的必要条件，自然界的变化直接或间接影响到人体，机体则相应产生反应。自然界变化与人的机体在功能上相互协调、相互为用，在病理上则相互影响。中医学的整

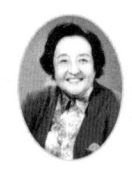

体观，是人与自然关系的普遍规律，并不会因地域、种族差异而存在大的区别。

所谓辨证论治，即强调"证"是机体在疾病发展过程中某一阶段的病理概括。"证"包括了病变的部位、原因、性质以及邪正关系；"证"比症状更全面、深刻、准确地反映了疾病在发展过程中某一阶段的病理本质；"证"本身是个性化的，是个体疾病规律的总体反映。故中医药治疗总以辨证为前提，而后方谈论治。就中医学而言，同一疾病，因"证"之不同，治法或可完全不同，是个体差异治疗的具体体现。

因此，从道理上讲，虽然具体疾病可因地域、种族不同有不同表现，中医学的辨证论治作为一种诊疗方法，应适用于全世界各个民族、种族。

此二验案治疗对象均为非华裔种族女性。一案因多囊卵巢综合征致多年闭经并不孕，一案因子宫内膜异位症致痛经并不孕。中医药治疗前，二患者均以现代医学手段治疗多年。治疗结果表明，虽二患者地域、种族不同，性格、生活习惯、饮食结构不同，采用中医辨证方法治疗仍是可行的。闭经、不孕者月经恢复，日后顺产一健康女婴；痛经、不孕者经期腹痛缓解，日后顺产一健康男婴。